U0641687

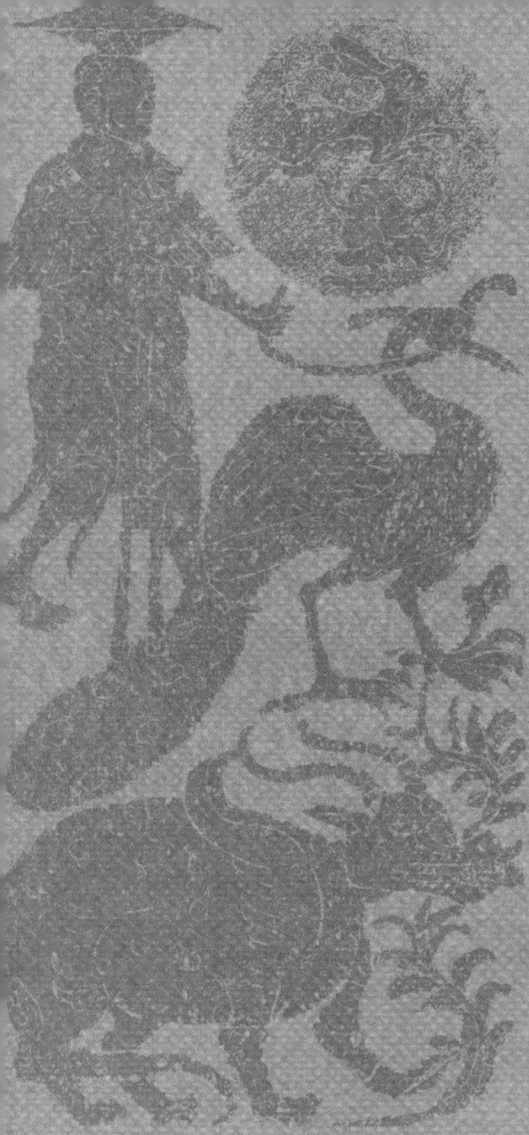

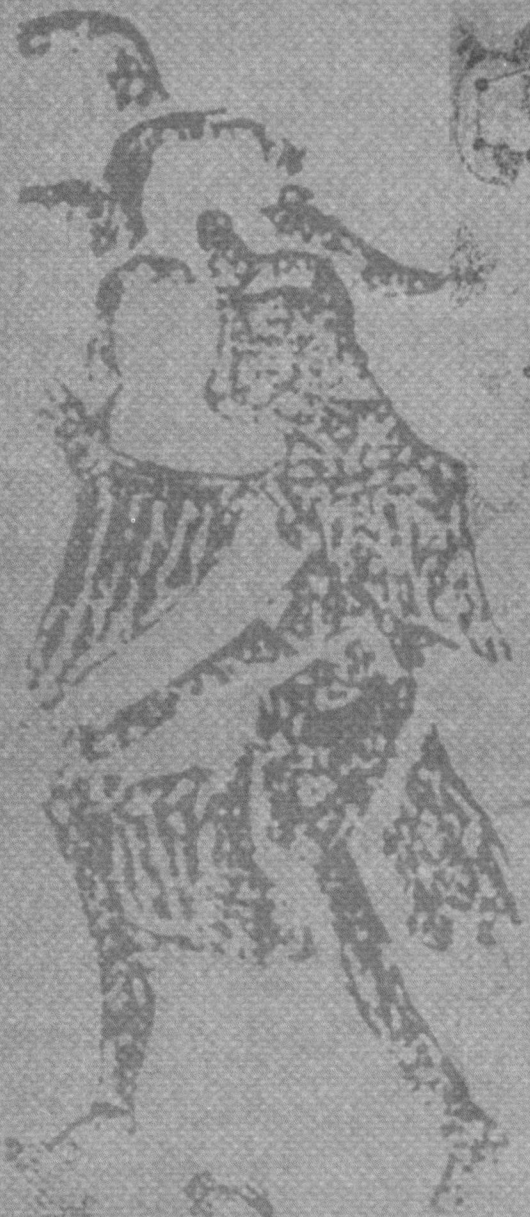

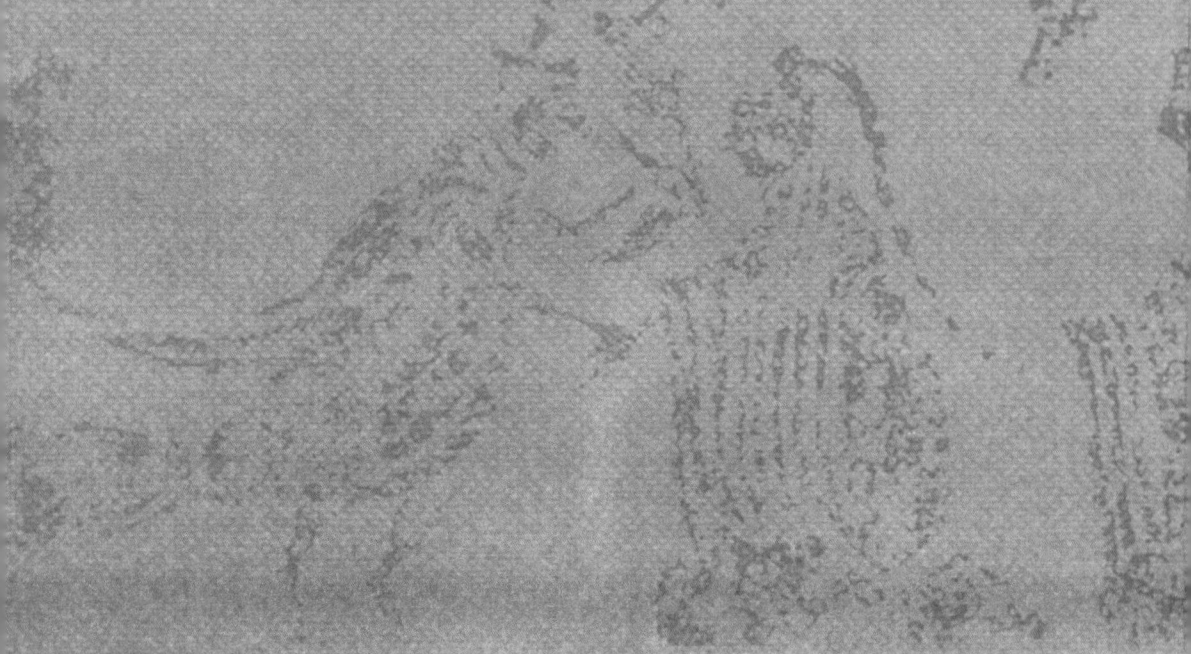

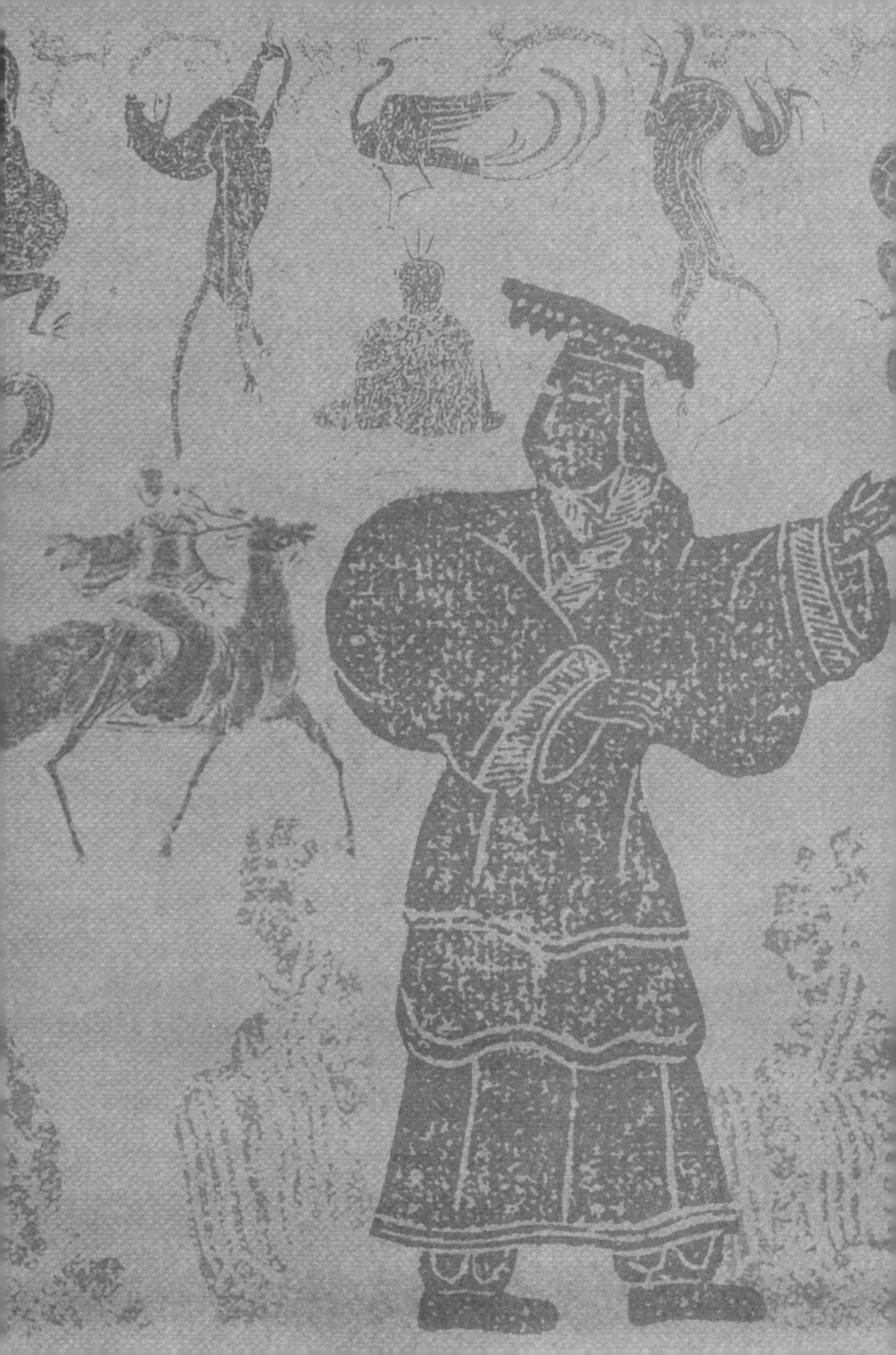

中国古医籍整理丛书

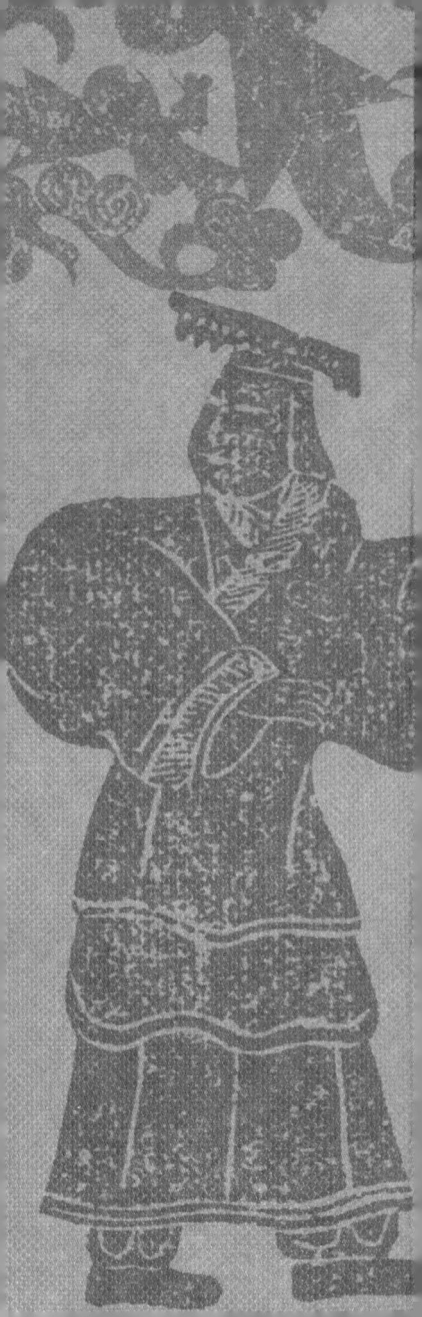

中国古医籍整理丛书

众 妙 仙 方

明·冯时可 撰

周 扬 步瑞兰 校注

中国中医药出版社

·北 京·

图书在版编目（CIP）数据

众妙仙方／（明）冯时可撰；周扬，步瑞兰校注.
—北京：中国中医药出版社，2016.11
（中国古医籍整理丛书）
ISBN 978 - 7 - 5132 - 3531 - 0

Ⅰ.①众… Ⅱ.①冯… ②周… ③步… Ⅲ.①方书—
中国—明代 Ⅳ.①R289.348

中国版本图书馆 CIP 数据核字（2016）第 160990 号

中 国 中 医 药 出 版 社 出 版
北京市朝阳区北三环东路 28 号易亨大厦 16 层
邮政编码　100013
传真　010 64405750
保定市中画美凯印刷有限公司印刷
各地新华书店经销
*
开本 710×1000　1/16　印张 21.5　字数 142 千字
2016 年 11 月第 1 版　2016 年 11 月第 1 次印刷
书　号　ISBN 978 - 7 - 5132 - 3531 - 0
*
定价 60.00 元
网址　www.cptcm.com

如有印装质量问题请与本社出版部调换
版权专有　侵权必究
社长热线　010 64405720
购书热线　010 64065415　010 64065413
微信服务号　zgzyycbs
书店网址　csln.net/qksd/
官方微博　http://e.weibo.com/cptcm
淘宝天猫网址　http://zgzyycbs.tmall.com

国家中医药管理局
中医药古籍保护与利用能力建设项目
组织工作委员会

主　任　委　员　王国强

副　主　任　委　员　王志勇　李大宁

执　行　主　任　委　员　曹洪欣　苏钢强　王国辰　欧阳兵

执行副主任委员　李　昱　武　东　李秀明　张成博

委　　　员

各省市项目组分管领导和主要专家

　　（山东省）武继彪　欧阳兵　张成博　贾青顺

　　（江苏省）吴勉华　周仲瑛　段金廒　胡　烈

　　（上海市）张怀琼　季　光　严世芸　段逸山

　　（福建省）阮诗玮　陈立典　李灿东　纪立金

　　（浙江省）徐伟伟　范永升　柴可群　盛增秀

　　（陕西省）黄立勋　呼　燕　魏少阳　苏荣彪

　　（河南省）夏祖昌　刘文第　韩新峰　许敬生

　　（辽宁省）杨关林　康廷国　石　岩　李德新

　　（四川省）杨殿兴　梁繁荣　余曙光　张　毅

各项目组负责人

　　王振国（山东省）　　王旭东（江苏省）　　张如青（上海市）

　　李灿东（福建省）　　陈勇毅（浙江省）　　焦振廉（陕西省）

　　蔡永敏（河南省）　　鞠宝兆（辽宁省）　　和中浚（四川省）

项目专家组

顾　问　马继兴　张灿玾　李经纬

组　长　余瀛鳌

成　员　李致忠　钱超尘　段逸山　严世芸　鲁兆麟
　　　　郑金生　林端宜　欧阳兵　高文柱　柳长华
　　　　王振国　王旭东　崔　蒙　严季澜　黄龙祥
　　　　陈勇毅　张志清

项目办公室（组织工作委员会办公室）

主　任　王振国　王思成

副主任　王振宇　刘群峰　陈榕虎　杨振宁　朱毓梅
　　　　刘更生　华中健

成　员　陈丽娜　邱　岳　王　庆　王　鹏　王春燕
　　　　郭瑞华　宋咏梅　周　扬　范　磊　张永泰
　　　　罗海鹰　王　爽　王　捷　贺晓路　熊智波

秘　书　张丰聪

前　言

　　中医药古籍是传承中华优秀文化的重要载体，也是中医学传承数千年的知识宝库，凝聚着中华民族特有的精神价值、思维方法、生命理论和医疗经验，不仅对于传承中医学术具有重要的历史价值，更是现代中医药科技创新和学术进步的源头和根基。保护和利用好中医药古籍，是弘扬中国优秀传统文化、传承中医学术的必由之路，事关中医药事业发展全局。

　　1949 年以来，在政府的大力支持和推动下，开展了系统的中医药古籍整理研究。1958 年，国务院科学规划委员会古籍整理出版规划小组在北京成立，负责指导全国的古籍整理出版工作。1982 年，国务院古籍整理出版规划小组召开全国古籍整理出版规划会议，制定了《古籍整理出版规划（1982—1990）》，卫生部先后下达了两批 200 余种中医古籍整理任务，掀起了中医古籍整理研究的新高潮，对中医文化与学术的弘扬、传承和发展，发挥了极其重要的作用，产生了不可估量的深远影响。

　　2007 年《国务院办公厅关于进一步加强古籍保护工作的意见》明确提出进一步加强古籍整理、出版和研究利用，以及

"保护为主、抢救第一、合理利用、加强管理"的方针。2009
年《国务院关于扶持和促进中医药事业发展的若干意见》指
出，要"开展中医药古籍普查登记，建立综合信息数据库和珍
贵古籍名录，加强整理、出版、研究和利用"。《中医药创新发
展规划纲要（2006—2020）》强调继承与创新并重，推动中医药
传承与创新发展。

2003~2010年，国家财政多次立项支持中国中医科学院开
展针对性中医药古籍抢救保护工作，在中国中医科学院图书馆
设立全国唯一的行业古籍保护中心，影印抢救濒危珍本、孤本
中医古籍1640余种；整理发布《中国中医古籍总目》；遴选
351种孤本收入《中医古籍孤本大全》影印出版；开展了海外
中医古籍目录调研和孤本回归工作，收集了11个国家和2个地
区137个图书馆的240余种书目，基本摸清流失海外的中医古
籍现状，确定国内失传的中医药古籍共有220种，复制出版海
外所藏中医药古籍133种。2010年，国家财政部、国家中医药
管理局设立"中医药古籍保护与利用能力建设项目"，资助整
理400余种中医药古籍，并着眼于加强中医药古籍保护和研究
机构建设，培养中医古籍整理研究的后备人才，全面提高中医
药古籍保护与利用能力。

在此，国家中医药管理局成立了中医药古籍保护和利用专
家组和项目办公室，专家组负责项目指导、咨询、质量把关，
项目办公室负责实施过程的统筹协调。专家组成员对古籍整理
研究具有丰富的经验，有的专家从事古籍整理研究长达70余
年，深知中医药古籍整理研究的重要性、艰巨性与复杂性，履
行职责认真务实。专家组从书目确定、版本选择、点校、注释
等各方面，为项目实施提供了强有力的专业指导。老一辈专家

的学术水平和智慧，是项目成功的重要保证。项目承担单位山东中医药大学、南京中医药大学、上海中医药大学、福建中医药大学、浙江省中医药研究院、陕西省中医药研究院、河南省中医药研究院、辽宁中医药大学、成都中医药大学及所在省市中医药管理部门精心组织，充分发挥区域间互补协作的优势，并得到承担项目出版工作的中国中医药出版社大力配合，全面推进中医药古籍保护与利用网络体系的构建和人才队伍建设，使一批有志于中医学术传承与古籍整理工作的人才凝聚在一起，研究队伍日益壮大，研究水平不断提高。

本着"抢救、保护、发掘、利用"的理念，该项目重点选择近60年未曾出版的重要古医籍，综合考虑所选古籍的保护价值、学术价值和实用价值。400余种中医药古籍涵盖了医经、基础理论、诊法、伤寒金匮、温病、本草、方书、内科、外科、女科、儿科、伤科、眼科、咽喉口齿、针灸推拿、养生、医案医话医论、医史、临证综合等门类，跨越唐、宋、金元、明以迄清末。全部古籍均按照项目办公室组织完成的行业标准《中医古籍整理规范》及《中医药古籍整理细则》进行整理校注，绝大多数中医药古籍是第一次校注出版，一批孤本、稿本、抄本更是首次整理面世。对一些重要学术问题的研究成果，则集中收录于各书的"校注说明"或"校注后记"中。

"既出书又出人"是本项目追求的目标。近年来，中医药古籍整理工作形势严峻，老一辈逐渐退出，新一代普遍存在整理研究古籍的经验不足、专业思想不坚定等问题，使中医古籍整理面临人才流失严重、青黄不接的局面。通过本项目实施，搭建平台，完善机制，培养队伍，提升能力，经过近5年的建设，锻炼了一批优秀人才，老中青三代齐聚一堂，有效地稳定了研究队伍，为中医药古籍整理工作的开展和中医文化与学术的传承提供必备的知识和人才储备。

本项目的实施与《中国古医籍整理丛书》的出版，对于加强中医药古籍文献研究队伍建设、建立古籍研究平台，提高古籍整理水平均具有积极的推动作用，对弘扬我国优秀传统文化，推进中医药继承创新，进一步发挥中医药服务民众的养生保健与防病治病作用将产生深远影响。

第九届、第十届全国人大常委会副委员长许嘉璐先生，国家卫生计生委副主任、国家中医药管理局局长、中华中医药学会会长王国强先生，我国著名医史文献专家、中国中医科学院马继兴先生在百忙之中为丛书作序，我们深表敬意和感谢。

由于参与校注整理工作的人员较多，水平不一，诸多方面尚未臻完善，希望专家、读者不吝赐教。

国家中医药管理局中医药古籍保护与利用能力建设项目办公室

二〇一四年十二月

许 序

"中医"之名立，迄今不逾百年，所以冠以"中"字者，以别于"洋"与"西"也。慎思之，明辨之，斯名之出，无奈耳，或亦时人不甘泯没而特标其犹在之举也。

前此，祖传医术（今世方称为"学"）绵延数千载，救民无数；华夏屡遭时疫，皆仰之以度困厄。中华民族之未如印第安遭染殖民者所携疾病而族灭者，中医之功也。

医兴则国兴，国强则医强。百年运衰，岂但国土肢解，五千年文明亦不得全，非遭泯灭，即蒙冤扭曲。西方医学以其捷便速效，始则为传教之利器，继则以"科学"之冕畅行于中华。中医虽为内外所夹击，斥之为蒙昧，为伪医，然四亿同胞衣食不保，得获西医之益者甚寡，中医犹为人民之所赖。虽然，中国医学日益陵替，乃不可免，势使之然也。呜呼！覆巢之下安有完卵？

嗣后，国家新生，中医旋即得以重振，与西医并举，探寻结合之路。今也，中华诸多文化，自民俗、礼仪、工艺、戏曲、历史、文学，以至伦理、信仰，皆渐复起，中国医学之兴乃属必然。

迄今中医犹为国家医疗系统之辅，城市尤甚。何哉？盖一则西医赖声、光、电技术而于20世纪发展极速，中医则难见其进。二则国人惊羡西医之"立竿见影"，遂以为其事事胜于中医。然西医已自觉将入绝境：其若干医法正负效应相若，甚或负远逾于正；研究医理者，渐知人乃一整体，心、身非如中世纪所认定为二对立物，且人体亦非宇宙之中心，仅为其一小单位，与宇宙万象万物息息相关。认识至此，其已向中国医学之理念"靠拢"矣，虽彼未必知中国医学何如也。唯其不知中国医理何如，纯由其实践而有所悟，益以证中国之认识人体不为伪，亦不为玄虚。然国人知此趋向者，几人？

国医欲再现宋明清高峰，成国中主流医学，则一须继承，一须创新。继承则必深研原典，激清汰浊，复吸纳西医及我藏、蒙、维、回、苗、彝诸民族医术之精华；创新之道，在于今之科技，既用其器，亦参照其道，反思己之医理，审问之，笃行之，深化之，普及之，于普及中认知人体及环境古今之异，以建成当代国医理论。欲达于斯境，或需百年欤？予恐西医既已醒悟，若加力吸收中医精粹，促中医西医深度结合，形成21世纪之新医学，届时"制高点"将在何方？国人于此转折之机，能不忧虑而奋力乎？

予所谓深研之原典，非指一二习见之书、千古权威之作；就医界整体言之，所传所承自应为医籍之全部。盖后世名医所著，乃其秉诸前人所述，总结终生行医用药经验所得，自当已成今世、后世之要籍。

盛世修典，信然。盖典籍得修，方可言传言承。虽前此50余载已启医籍整理、出版之役，惜旋即中辍。阅20载再兴整理、出版之潮，世所罕见之要籍千余部陆续问世，洋洋大观。

今复有"中医药古籍保护与利用能力建设"之工程，集九省市专家，历经五载，董理出版自唐迄清医籍，都400余种，凡中医之基础医理、伤寒、温病及各科诊治、医案医话、推拿本草，俱涵盖之。

噫！璐既知此，能不胜其悦乎？汇集刻印医籍，自古有之，然孰与今世之盛且精也！自今而后，中国医家及患者，得览斯典，当于前人益敬而畏之矣。中华民族之屡经灾难而益蕃，乃至未来之永续，端赖之也，自今以往岂可不后出转精乎？典籍既蜂出矣，余则有望于来者。

谨序。

第九届、十届全国人大常委会副委员长

许嘉璐

二〇一四年冬

王 序

中医学是中华民族在长期生产生活实践中，在与疾病作斗争中逐步形成并不断丰富发展的医学科学，是中国古代科学的瑰宝，为中华民族的繁衍昌盛作出了巨大贡献，对世界文明进步产生了积极影响。时至今日，中医学作为我国医学的特色和重要医药卫生资源，与西医学相互补充、相互促进、协调发展，共同担负着维护和促进人民健康的任务，已成为我国医药卫生事业的重要特征和显著优势。

中医药古籍在存世的中华古籍中占有相当重要的比重，不仅是中医学术传承数千年最为重要的知识载体，也是中医为中华民族繁衍昌盛发挥重要作用的历史见证。中医药典籍不仅承载着中医的学术经验，而且蕴含着中华民族优秀的思想文化，凝聚着中华民族的聪明智慧，是祖先留给我们的宝贵物质财富和精神财富。加强对中医药古籍的保护与利用，既是中医学发展的需要，也是传承中华文化的迫切要求，更是历史赋予我们的责任。

2010年，国家中医药管理局启动了中医药古籍保护与利用能力建设项目。这既是传承中医药的重要工程，也是弘扬优秀民族文化的重要举措，不仅能够全面推进中医药的有效继承和创新发展，为维护人民健康做出贡献，也能够彰显中华民族的璀璨文化，为实现中华民族伟大复兴的中国梦作出贡献。

相信这项工作一定能造福当今，嘉惠后世，福泽绵长。

国家卫生和计划生育委员会副主任

国家中医药管理局局长

中华中医药学会会长

王国强

二〇一四年十二月

马 序

　　新中国成立以来，党和国家高度重视中医药事业发展，重视古籍的保护、整理和研究工作。自 1958 年始，国务院先后成立了三届古籍整理出版规划小组，分别由齐燕铭、李一氓、匡亚明担任组长，主持制订了《整理和出版古籍十年规划（1962—1972）》《古籍整理出版规划（1982—1990）》《中国古籍整理出版十年规划和"八五"计划（1991—2000）》等，而第三次规划中医药古籍整理即纳入其中。1982 年 9 月，卫生部下发《1982—1990 年中医古籍整理出版规划》，1983 年 1 月，中医古籍整理出版办公室正式成立，保证了中医古籍整理出版规划的实施。2002 年 2 月，《国家古籍整理出版"十五"（2001—2005）重点规划》经新闻出版署和全国古籍整理出版规划领导小组批准，颁布实施。其后，又陆续制定了国家古籍整理出版"十一五"和"十二五"重点规划。国家财政多次立项支持中国中医科学院开展针对性中医药古籍抢救保护工作，文化部在中国中医科学院图书馆专门设立全国唯一的行业古籍保护中心，国家先后投入中医药古籍保护专项经费超过 3000 万元，影印抢救濒危珍、善、孤本中医古籍 1640 余种，开展了海外中医古籍目录调研和孤本回归工作。2010 年，国家财政部、国家中医药管理局安排国家公共卫生专项资金，设立了"中医药古籍保护与利用能力建设项目"，这是继 1982~1986 年第一批、第二批重要中医药古籍整理之后的又一次大规模古籍整理工程，重点整理新中国成立后未曾出版的重要古籍，目标是形成并普及规范的通行本、传世本。

为保证项目的顺利实施，项目组特别成立了专家组，承担咨询和技术指导，以及古籍出版之前的审定工作。专家组中的许多成员虽逾古稀之年，但老骥伏枥，孜孜不倦，不仅对项目进行宏观指导和质量把关，更重要的是通过古籍整理，以老带新，言传身教，培养一批中医药古籍整理研究的后备人才，促进了中医药古籍保护和研究机构建设，全面提升了我国中医药古籍保护与利用能力。

作为项目组顾问之一，我深感中医药古籍保护、抢救与整理工作的重要性和紧迫性，也深知传承中医药古籍整理经验任重而道远。令人欣慰的是，在项目实施过程中，我看到了老中青三代的紧密衔接，看到了大家的坚持和努力，看到了年轻一代的成长。相信中医药古籍整理工作的将来会越来越好，中医药学的发展会越来越好。

欣喜之余，以是为序。

中国中医科学院研究员

马继兴

二〇一四年十二月

校注说明

　　《众妙仙方》4 卷，明·冯时可撰，刊于万历二十三年（1595）。冯时可，字敏卿，号元成，约生于嘉靖二十年（1541）左右，约卒于天启初年。明代隆庆五年（1571）进士，华亭（今上海市松江）人，先后任广东按察司金事、云南布政司参议、湖广布政司参政、贵州布政司参政。

　　冯氏文学造诣甚高，著述颇丰，与邢侗、王稚登、李维桢、董其昌被誉为晚明文学"中兴五子"。撰有《左氏释》《雨航杂录》《西征集》《超然楼集》《冯文所诗稿》《黔中语录》《续黔中语录》等，有《冯元成选集》传世。其中，以《雨航杂录》最为著名，《四库全书总目提要》谓："隆万之间，士大夫好为高论，故语录、说部往往滉漾自恣，不轨于正。时可独持论笃实，言多中理。"冯时可于万历三十七年（1609）为云南布政司参议，著有见闻笔记《滇行纪略》。

　　冯氏兼习医术，通晓医理，著有《上池杂说》《众妙仙方》。据《四库全书总目·子部·医家类存目》记录，冯氏于1644 年撰有《上池杂说》1 卷，计 28 条，收入《三三医书》中，乃其杂论医学之书，主于温补，仰东垣而抑丹溪。

　　《众妙仙方》共 4 卷，收录方剂 1600 余首，按病证、病因、治法、科别等分门别类。多为简便验方，切合实际，易于推行。本书特点有三：一是方药修合制备细致周详，或有他书不备者。对重点方则详述其出处、炮制、用法与效验情况。二是痈疽、诸疮、痘疮、产门等收方较为详尽。痈疮方多收外用药，较早记述了杨梅疮治方。产门方所收回生丹、大黄膏，广泛用于临床产后诸证。三是收录了关于防虫灭蝇、藏书裱画、涤污除垢以及防治生畜病的方药。另外，亦掺杂有少量修炼采补的方术，如蟠桃仙酒方、调经返乳仙方等，应需注意甄别，去其糟粕。

本书现存两种版本，即明万历二十三年（1595）初刻本及万历重刻本，目前均收藏于中国中医科学院图书馆。

本次整理以明万历二十三年初刻本为底本，以万历重刻本为校本。

具体校注原则如下：

1. 凡底本与校本互异，若显系底本脱误衍倒者，据校本勘正。

2. 为方便读者检阅，原文每卷下目录不再保留，统一移至正文目录。

3. 原繁体竖排，今改为简体横排，表示方位的"右"改为"上"。

4. 凡异体字、俗字及明显的误字，迳改为规范字。通假字于首见处出注说明，保留部分古字。

5. 药名不规范者统一规范，别名或有训释者除外。

目 录

卷之一

补养门 …………………… 一

子嗣门 …………………… 一四

稀痘门 …………………… 一八

痰嗽门 …………………… 二四

疟疾门 …………………… 二九

须发门 …………………… 三二

齿牙门 …………………… 三六

脾胃门 …………………… 四二

痢疾门 …………………… 四五

泄泻门 …………………… 五一

霍乱门 …………………… 五四

肚腹门 …………………… 五六

痞满门 …………………… 五九

肿胀门 …………………… 六二

噎膈门 …………………… 六四

呕吐门 …………………… 六七

咳逆门 …………………… 七〇

哮喘门 …………………… 七一

癫痫门 …………………… 七三

咽喉门 …………………… 七五

瘰疬门 …………………… 七九

卷之二

诸风门 …………………… 八一

诸寒门 …………………… 九四

中暑门 …………………… 九九

中湿门 …………………… 一〇一

黄疸门 …………………… 一〇四

下血门 …………………… 一〇六

吐血门 …………………… 一一一

出血门 …………………… 一一二

遗精门 …………………… 一一三

淋浊门 …………………… 一一五

疫瘴门 …………………… 一一七

痈疽门 …………………… 一二五

诸疮门 …………………… 一三六

眼目门 …………………… 一五七

耳 门 …………………… 一六一

鼻 门 …………………… 一六三

卷之三

诸毒门 …………………… 一六五

诸虫门 …………… 一六九

折损门 …………… 一七四

危急门 …………… 一八三

体气门 …………… 一八八

心气门 …………… 一八九

疝气门 …………… 一九三

脚气门 …………… 一九六

痔漏门 …………… 一九八

大小便不通门 ……… 二〇一

头痛门 …………… 二〇四

胁痛门 …………… 二〇六

杂治门 …………… 二〇六

产　门 …………… 二〇九

妇人杂病门 ………… 二二八

饮食门 …………… 二三一

衣服门 …………… 二三二

杂事门 …………… 二三三

六畜门 …………… 二三五

卷之四

治痘门 …………… 二三七

小儿杂治门 ………… 二六七

补遗门 …………… 三一〇

书《众妙仙方》后 … 三一三

卷之一

补养门

松梅丸

饥肠健体。

松①脂一斤，炼熟者　　怀庆地黄六两，酒蒸十九次　　乌梅六两，净肉

上丸，空心米饮、盐汤任下。

此方得之南吏部林尚书大人者，自云西域异人见惠服无虚日，且诸士夫服饵最能加饮食，致身肥健、小便清、大便润及精神不倦。《本草》云松脂味苦甘温，无毒，安五脏，除热，去胃中伏火、咽干消渴。久服轻身不老，聪耳，明目，固齿，润肺，辟邪气，去历节风，疬风酸痛不可忍。须得明净者十余斤，先以长流水入砂锅内，桑柴火煮，拔三次；再淋桑灰汁，仍煮七八次，扯拔；又用好酒煮二次；完则以长流水煮过一次，扯拔，色白味不苦涩为度。阴干入石臼内，木杵捣取净末，依方配合，再捣一日作丸，须要日干乃佳。熟地黄味甘无毒，填骨髓，补五脏不足及男女劳伤，通血脉，益气力，

---

① 松：原作"梅"，据文义改。

利耳目，一名地髓。久服轻身不老，黑发，增寿。服此味须忌三白①，禁铜铁器。取沉水者佳，晒干秤用。以清酒洗净，木甑砂锅蒸半日，入臼捣用。乌梅肉味酸平，无毒，能下气除热，安心神，疗肢体痛，生津液及好睡，口干，去痹消痰，治骨蒸虚劳羸瘦，解烦毒，故东垣有言：凡酸味最补元气。谓其有收之义耳。取润大者三五斤，以温酒洗，甑内蒸熟，去核取肉，捣和前二味成丸。

四圣不老丹

好松脂透明者，一斤四两，以无灰酒砂锅内桑柴火煮数沸，竹枝搅稠黏，住火，瓷瓶盛水倾入水内结块。又复以酒煮之九遍，一日煮讫，次日亦如是，如此三日，通计二十七遍。其脂莹然如玉，尝之不苦不涩乃止。为细末，净用十二两。凡煮脂不宜酒少，少则易干焦，煮之三分之二就可倾入水　白茯苓去皮，为细末，净用八两　黄菊花家种味甘者，去梗蒂，净八两　柏子仁去壳，纸裹按油，净八两

上四味如法制末，炼蜜为丸如桐子大，每服七十二丸，清晨好酒送下。修合时必择天医②黄道吉星，毋得妇人鸡犬见之，服药亦择吉日服之。

此方云阳王都宪五一翁所传，云渠方伯陕西时授之一总戎，年九十余，自幼服此，精力倍加，胃气强健，饮食

---

① 三白：即葱白、韭白、薤白。
② 天医：吉星之一，是掌管疾病之事的星神。

日增，寿故弥长，秘而不传。翁恳得之，如法服之，不间寒暑，今年八十有六矣，行步不笻①不人而谈论亹亹②，饮酒可百盏碗许而羞馔果核尽其席③遍尝之不辍口，且室御数女，皆能有子，人以仙称之。

乌龙丸

四川何总兵常服。

九香虫一两，半生半熟　车前子四钱，微炒　陈皮四钱
白术五钱　杜仲八钱，酥炙

上为细末，炼蜜丸如梧桐子大，每服一钱五分，盐白汤或盐酒送下，空心服，临卧仍服一次尤妙。此方有大奇效，能理膈间之滞气，助肝肾之亏损，久服延年。妙在九香虫一物，其虫一名黑兜子，如小指顶大，产在贵州赤水卫河中，至冬伏于石下取之。其地方居人多有收者，此虫惊蛰后即飞出，不可用。

女真丹

冬青子，《本草》谓之女真实，去梗叶，酒浸一昼夜，粗布袋擦去皮，晒干为末。待有旱莲蓬草出，多取数石，捣汁熬浓，丸前末如桐子大，少则以蜜炼过加入。其功不旬日使膂力加数倍，又能变白发为黑，强腰膝，强阴，不

---

① 笻（qióng 穷）：手杖。因笻竹可为杖，即称杖为笻。
② 亹亹（wěi 委）：委婉动听。
③ 席：原作"广"，据《万氏积善堂秘验滋补诸方》改。

走，初服后便能使老者无夜起之功。每夜酒送百丸。

牛髓膏

人参四两　白茯苓四两　山药四两　杏仁二两，去皮尖，微炒　甘枸杞四两　当归三两，酒洗　白术土炒，二两　胡桃仁半斤，去皮

上为末，用白砂蜜一斤，真黄牛髓一斤，将牛髓溶开，入前药末和匀，入瓷器内盛之，瓶口封固，用文武火汤锅内煮一昼夜，至天明取出，安地上冷定，三日后可用。每服四五钱，空心清米汤调服。

补肾丸

何首乌赤白各二两　牛膝四斤　黑豆一斗，将竹刀刮去何首乌粗皮，锉成片，用柳木甑入三品药，层层相隔慢蒸，软如黑膏为度，去豆与牛膝，仍磨成粉。一斤用人乳拌晒二斤方止　菟丝子用好酒煮去皮，淘净一斤，晒干，磨成粉听用

用石莲肉二两，五味子二两，锁阳二两，山茱萸二两，莲蕊三两，煎汁，拌菟丝子晒干，只用菟丝子，余药不用。沙苑蒺藜三两，乳浸，仙茅根四两，枸杞四两，补骨脂二两，杜仲二两，姜汁炒，人参六两，乳浸，覆盆子二两，五加皮二两，败龟板五个，秋石二两，鹿茸二两，柏子仁二两，核桃肉三两，男女紫河车二具，鹿角霜二两，虎胫骨二两，砂仁二两，以上为末。生地一斤，熟地一斤，黄柏半斤，肉苁蓉四两，牡丹皮二两，以上五味熬膏，加蜜少许，丸前药末如桐子大。每服四钱，白汤早上

送下。此方郭少卿得之武当全真道人。郭自六十服之，至今几九十，大得其效。

八宝丹

何首乌赤白各一斤，用竹刀刮去粗皮，米泔水浸一宿，用黑豆二斗。每次用黑豆三升三合三勺，用水泡涨，将豆铺一层，何首乌一层，重叠铺之，用砂锅蒸之，豆熟为节。将豆摒去，何首乌晒干，如此九次，为末听用　赤茯苓一斤，将竹刀刮去粗皮，为末。用盆盛水，将末倾入水内，其筋膜浮在水面者捞而弃之，沉在盆底者留用，如此三次。湿团为块，熟用黑牛乳五碗，放砂锅内慢火煮之，候乳尽，入茯苓内为度，仍研为细末听用　白茯苓一斤，制法同上，亦湿团为块，就用人乳五碗放砂锅内煮之。候乳尽，入茯苓内为度，仍研为细末听用　川牛膝八两，去芦，酒浸一日，使何首乌蒸七次，将牛膝同铺黑豆内蒸之，至第九次止，晒干研末听用　当归八两，酒浸，晒干为末听用　怀山药四两，研末听用　枸杞子八两，酒浸，晒干研末听用　菟丝子八两，酒浸生芽，研为泥，晒干为末听用　破故纸四两，用黑芝麻熟为度，去芝麻，研末听用

以上俱不犯铁器，炼蜜为丸，先丸如大弹子大者一百五十丸。每日三丸，清晨酒浸一丸，午姜汤一丸，晚盐汤一丸。余为梧桐子大，每日清晨五十七丸，酒与盐汤任下。乌须延寿，极有效验。

太极丸

人五脏配天之五行，一有不和则为疾。药有五味，各主五脏，可使调和，故曰太极。

知母属金，主清润肺金，苦以降火，佐黄柏为金水相生之理。去毛，酒浸一宿，略炒，为净末，二两四钱　黄柏属水，主滋肾水，苦以坚精。去皮，盐酒浸三日，略炒褐色，为净末，三两六钱　破故纸属火，主收敛神气明[①]，能使心包之火与命门火相通，□元气坚固，骨髓充实，涩以治脱也。用新瓦炒香，为净末，二两八钱　胡桃仁属木，主润血气。凡血属阴，阴恶燥，故油以润之。佐故纸有木火相生之妙。方书云黄柏无知母，破故纸无胡桃仁，犹水母之无虾也。去黄皮，待各药成末，将此三两二钱研为浆，无渣，和入诸药内　砂仁属土，主醒脾开胃，引诸药归补丹田，香而能窜，和合五脏，冲和之气如天地，以土为中气也。去壳，先将五钱用花椒一两炒，去椒不用，又用五钱不炒，共为净末，一两

上五味各制如法，足数拌匀，炼蜜为丸如梧桐子大，每早夜用白汤或茶酒随意送下。服至三年，效不可言；服至终身，地行仙矣。

仙人饭

黄精，耐老不饥。其法可将瓮子去底，釜上安顿得所，盛黄精令满，密盖蒸之，候气溜即暴之。如此九蒸九暴，凡生时有一石，熟有三四斗方好。蒸之不熟则刺人咽喉。既熟曝干，食之甘美，补中益气，安五脏，润心肺，轻身延年。饥岁可以与老小，休粮食，疗饥。根叶花实皆可食之，但相对者名扁精，不可食。

---

① 明：疑衍。

双补丸

刘英上舍之祖在京师辟雍，得史载之家传此方，服四十年，享寿八十七岁。

熟地黄半斤，补血　菟丝子半斤，补精

上为末，酒糊为丸如梧桐子大，每服五十丸，人参汤下或酒下。此方下部虚冷，平补不熟不燥。气不顺，沉香汤下；心气虚，茯苓汤下。

紫府紫霞丹

宣德年间，有王御史巡历辽海，宿一山驿，张灯夜坐。一门子立于旁。偶问门子汝年几岁，答曰十六。又问汝父母在否，答曰在。曰汝父母年几何，答曰母年三十四，父年九十六。因怪曰：汝父八十而生汝耶？答曰：小人母所生弟尚有十二三者。曰汝父何以得此？曰吾父有灵药服食，他人不得而知也，家人虽知而亦不详其为何药耳。曰汝明早可召汝父来相见。门子诺之。翌早，王遣一吏随去敦请。老者至，颜貌丰伟，须发尚黑，精神完固，如四十许人。王敬拜，倾囊为贽。其老曰：固不在物，而尊官贵人能屈下知重如此，亦可以授之矣，吾当尽言之。吾平生慕道而家破，年至六十而衰白之甚。幸遇至人，怜吾年贫而志不衰，仍授奇方，并成药数丸，即夜得固精之验。一百日而旧病除，二百日而精神爽，三年百体健，十年而须发黑，先后得子十余人。又曰：吾本不欲得子，但所娶少妇有行端而志洁，不愿他适，则与一子养老。此药性涩而力猛，人多不知其功，虽知亦不知其可服食也，虽知其可服食而亦不知相制相成之法，亦未免利害相半，不能收万全之功也。公有缘能尽礼以下卑贱，吾故不得而隐者，望公秘之重之，毋泄天宝于非人，自取罪谴于幽冥耳，至谨至谨。

前方云云丙丁火。

后方云云壬癸水。

前药出南夷，多用草乌在内，故不若自制者佳。其性温涩而猛，能暖下元以固真精，畏甘而反酸。后药出壮地者佳，其性凉利而鲜毒，能清上膈以消邪火，水浸者以去酸甘之味也。此药久服，不但无遗精白浊之患，凡言动语笑之间，真气亦不走也。炼精化气，初开功夫，不劳而坐享其成矣。禅家得之蒲团之功，十年不缺，可有坚固子也。世人服之，精永不泄，倘欲得子，则浓煎甘草膏一酒钟，清晨服之。当夜泄，泄即有孕，孕即生男，如即左券①以取物。何其神哉！何其神哉！

制前药法：四月间，罂粟开花时，清晨乘露以竹荚荚其紫色者入新砂盘内，用新木杵略杵，以倒其性。先用出山铅打一方盘如双陆盘，操者下用清石槽盛水浸铅盘，将齐口为止。却放前花在内，日晒夜露，雨则盖之。二七日

---

① 左券：古代称契约为券，用竹做成，分左右两片，立约者各拿一片。左券常用做索偿的凭证，后将有把握叫作操左券。

足，取起，每斤加广木香头末五钱共杵为饼，放瓷罐内按紧，上用黄毡封口，日久自然阴干，滴酒为丸。如常服，每丸半分，渐加至一分三分为止，空心酒下。如治泻痢，每用三四厘，青菜自然汁为丸，凉水下。

如治诸病，加群药即名冲虚至宝丹，随病用引。

制后药法：腊月八日，用北方好香水梨四五百个，就用腊八日水入大坛内浸之，箬扎口，泥封之埋地中，待次年三月间开之。每早饭后即食一个，水亦可留夏月饮之。如此每日不缺者，其效如前所云。浸梨水，有痰火并毒疮及时症者饮之俱妙。

白术丸

南京给事曾年至七十，犯脾泄三载，容颜憔悴，身体枯朽将危。后遇道人刘一清赐一药方，如此制度，服不数日，饮食常进，再无他病。用上好白术二斤，去皮芦，米泔水浸，切碎。用人乳三四钟，先用盆一个盛白术在内，将人乳拌匀湿，晒干。夜取净地一块，倾白术在地，以盆覆之。如七日完，研末，荷叶水煮老米饭为丸如梧桐子大，每日进三服，米饮送下。

老人常服，脾胃健壮，多有寿元。天地五星六甲，以土为尊，土旺则无疾矣。

木瓜汤

治脚气不仁，膝劳冷痹疼痛。

木瓜四个，蒸熟去皮，研糊如泥　白砂蜜二斤，炼净

上二味，调和匀，入瓷器内盛之。每服二匙，空心白汤点服。

牛髓膏

常用补精髓，壮筋骨，和血气，延年益寿。

黄精膏五两　地黄膏三两　天门冬一两　牛骨头内取油二两

上件将黄精、地黄、天冬等膏与牛骨油一同熬，不住手用银匙搅，冷匀成膏，冷定收瓷器内。每日空心温酒调一匙用。

酸枣粥

治老年心血亏，心烦夜不得睡。

用酸枣仁二两，炒香，熟水研，绞取汁，下米二合煮粥，空腹食之即安寐。

龟鹿二仙丹秘方

先熬鹿胶法：用带脑角乃猎人杀得者，不用自解之角，不拘多少，用水刷洗洁净，截成一寸长段，以二十斤为则入大锡壶内，加水不可满。用重汤桑柴火煮三昼夜，先加楮实子、桑皮各五两在内，待其汁胶黏滤出，贮于小缸内听用。又用小铜锅一口安于自风炉上，少少添熬胶水，待水尽成稀糊之状，又将重汤炭火熬之，直待胶成，住火放于瓷器内听用。

又熬龟胶法：将龟板槌去边，只用中板，槌碎入壶

内，加重汤煮，一如熬鹿角胶法。

配合制丸：当归身四两，酒洗，晒干切片　川芎四两，酒洗　白芍药四两，切片　淮熟地四两，酒煮，捣烂　人参四两，切，晒　白术四两，陈壁土炒　茯苓去皮，四两　甘草二两，炒　黄耆四两，蜜水炒　杜仲三两，陈壁土炒，再加盐水、生姜汁炒去丝　肉苁蓉三两，酒洗切片，晒干　巴戟槌去心，三两　远志槌去心，三两，甘草水炒　茯神外去皮，内去心，三两　酸枣仁三两，净炒研　山茱萸酒浸去核，三两　柏子仁炒，研，三两　破故纸盐水洗浸，炒，三两　菟丝子酒洗净，蒸熟，捣成块作饼，晒干，切为末，三两　天门冬酒洗净，去心，三两　麦门冬酒洗，去心，三两　牛膝去芦，酒洗晒干，切，三两　枸杞子酒洗，晒干，四两　桔梗去芦，水洗晒干，切，三两

每斤药末加鹿角胶四两，干枯切片，研末入内。如潮，同龟胶四两，以酒化开和药，加炼过老蜜共捣千余下，如桐子大丸。每服二三钱，或酒或盐汤，日进一服。忌生冷、绿豆粉、葱、韭。

此药性温，无毒。能健脾养胃，添容补髓，壮筋骨，益元阳，还精补脑，诸虚百损，吐血衄血，五痨七伤，肾虚腰痛，虚弱羸瘦，丹田虚冷，阳痿不举，夜梦鬼交，遗精白浊，神不守舍，五心烦燥，夜出盗汗，久嗽痰火，清上补下，此丸药皆可服之。久服面如童子，乌须黑发种子仙方。

蟠桃仙酒方

此方回经返乳之术，以东方朔偷桃为喻云。又名小还

丹，乃接命良法也。王屋山人传之沙岭刘君，刘君以一册授白玉蟾，藏之王屋山石函中；以一册进于徽宗内帑①，授受之际，软②血书盟，捧金割币。大约五百年一出，过期则隐然。修成此药，服食之时设有间隔之法另行章载。初服一二口药味太酸，恐难承当，吐之勿咽。三口四口徐徐吞服，不可太急。服之酣醉昏睡一昼夜，身体出汗，不可见风，尤宜于静室中再静坐一昼夜。倘有毛发已白者，次日根间尽皆变黑，齿落更生。凡男女，不问老少，或痨瘵瘫痪不能起履，或沉疴疮疡肿毒痔漏久而不愈，或筋骨痿懈不能起榻，一切万病无不见效。

取鼎炼药仙方

择鼎须用十四五一介者，真正无瑕，不肥不瘦，唇红齿白，发黑肉腻，聪明俊秀者为上。调鼎须要整齐器具，饮食衣服随其欢爱，居止择其安乐处所，令其舒畅。每用知事黄婆相伴，三个月后每日早晚调理服药，探听消息，庶便采取。

调经方

辽人参四两，去芦　抚川芎四两，去根苗　秦当归四两，酒浸七日，去头尾　熟地四两，酒浸七日，捣膏敷瓦上晒，研末
白芍药四两，米泔浸，温水洗过晒干　香附米二两，米泔浸三日，

---

① 内帑（tǎng 淌）：国库。帑，古代指收藏钱财的府库。
② 软：疑为"歃"之误。

略晒干后，用好醋浸二日，晒干为末

上用无灰好酒飞过，重罗面和丸如椒大，每服五十丸，空心以酒送下，晚间亦然。如不会饮酒，白汤加酒半盏下。忌牛羊及辛辣之物。如女子颜色美，经水准为佳人，不准方服此药。

调经返乳仙方

当归四两，制如前　王不留行三两，酒浸，晒干　大岁子一两，捣膏　苦葫芦藤二两，晒干为末　穿山甲三十个，灰火炮　猪悬蹄一十六个，为末　麝香五钱，飞研

上各修制为细末，酒糊丸如椒大。早起空心服三十丸，午后空心服三十丸，服法如前。五七日或半月省女眉心有一点红影，大如圆眼，并两乳惊胀，即是其药生发，急以催乳药服之。

催乳仙方

通草四两　穿山甲七片，炮　猪悬蹄十个　皂角刺一两，炒　升麻三钱　拣参①三钱　王不留行五钱，如前制

上剉碎，用罐煎浓汁，入酒少许，与女子服二盏催之。初服前回经药要方，付黄婆日夜好生用心调理，不可令女子伸脚睡卧，脚头要一物抵当，夜常时时勤勤唤醒，勿令酣睡，恐梦中泄去药也。伸脚睡卧其药则从散，尤当慎之始无遗泄之患。早晚令女盘膝骑鹤坐定，闭目存神，

---

① 拣参：人参之别名。

捉气三百六十口，著力往上吸著，如忍小便之状，每日约行三次。如其药到，则乳自自出可服。

服乳间隔法：凡此药服时，以布为幕隔女子颜色。幕上作一小孔，出乳头，衔饮之乃无害。若令见其面目，恐心动有伤本体，则药力稍减，不能全功，或三四日，或五七日，再服一次此药则无矣。故旦鼎服此一次延寿一纪，万邪俱遥。不可轻传，至嘱至嘱。

未服此药之先，预寻首生男子乳母一个听用。服此药后口中甚渴，不可误用汤水，即服乳母之乳解之。过三日药力已纯则不渴矣。

子嗣门

五子衍宗丸

男服此药添精补髓，疏利肾气，不问下焦虚实寒热，服之自能平秘，旧称古今第一种子方。有人世世服此药，子孙蕃衍，遂成村落之说。嘉靖丁亥于广信郑中丞宅得之，张神仙四世孙子及数人用之殊验。

甘州枸杞子八两　菟丝子八两，酒蒸，捣□　辽五味子二两，研碎　覆盆子四两，酒洗去目　车前子二两，□□

上各药俱择道地精新者焙干，共为细末，炼蜜丸梧桐子大，每服空心九十丸，上床时五十丸。白沸汤或盐汤送下，冬月用温酒送下。修合日春取丙丁巳午，夏取戊己辰戌丑未，秋取壬癸亥，冬取甲乙寅卯。忌师尼鳏寡之人及鸡犬六畜见之。

壬子丸

依方修合此药，服之不过半月一月有孕，试之屡见效，故附。

吴茱萸　白及　白敛　白茯苓各一两　牛膝五钱　细辛五钱　菖蒲　白附子　当归各少许　厚朴　桂心　人参各四两　乳香三两　没药四两

上为细末，炼蜜丸用。壬子日修合如红豆大，每服十丸有效。若男子服补，盖若孕妇服之即生双胎，空心好酒送下，无夫者不可服。

六合全鹿丸

黄柏七斤。要厚片，用青盐煮酒浸，焙干为极细末，取净末五斤　枸杞子七斤。牛乳浸，焙干，净末五斤　菟丝子七斤。取净末五斤　金樱子三斤。去壳，用净末一斤　北五味三斤。大者佳，酒洗净，晒干，取净末一斤　车前子三斤。水淘净，晒干，取净末一斤

上六味和计一十八斤，用雄鹿一只，先将热血调药末如弹子大，晒干。复为细末，罗过，将鹿角煮霜，鹿骨炙粉，鹿肉鹿皮五脏熬胶。胶成，入秋石二斤于胶内化开，加骨粉角霜并前药末拌匀如胶水，用炼蜜捣万余下，丸如梧桐子大。每服五十六丸，空心盐酒送下。

肉味丸

肉苁蓉一斤　五味半斤

此方陆大参所传。陆初无子，自服此方，连举三子，其他服之更无不效者。

昌后丸

何首乌一斤　桑椹子一斤，为末，晒　石菖蒲三两　甘枸杞八两

上炼蜜为丸，每服三钱，空心盐汤下。

雏凤丸

用头窝乌鸡各一只置于一处，不可与群鸡相混。候生卵时，将初头卵记放。待生卵数尽，将初生卵顶颠上开一窍，用辰砂三钱，当归、芍药、川芎、熟地黄各二钱，为细末，将卵黄倾出，和药末仍入壳内，以厚纸封之，置众卵内抱之。待群鸡生，将药卵去壳，以蜜丸之。空心好酒服三四十丸，如绿豆大。见效极快，药尽就有孕，此万宣府马总兵所传。

种子方

妇人情窦不开，阴阳背驰，宜以奇砭纳之户内，以动其欲，则子宫开而真元媾合，两情畅美，如鱼得水，虽平不孕者亦孕矣。

广嗣奇砭　沉香　丁香　茱萸　官桂　白芷以上各一钱　蛇床子　杏仁　木鳖子　砂仁　细辛以上各三钱　白檀香三钱

上生蜜为丸如绿豆大，纳之户内，则情动莫禁矣。

金锁思仙丹

治男子嗜欲过多，精气不固。涩以去脱之剂也。

莲花蕊一十两，暖，无毒，镇心　石莲子一十两，味甘平，温，无毒，经秋正黑沉水者是也。本功益气安心。痛泄精①，入药，去内青蕊，取净粉　鸡头实一十两，味甘平，无毒。益精气，强志。取其实中子捣烂，晒干再捣，节取净粉

上以金樱子三斤，取霜后半黄者，木臼中转杵却刺，勿损。擘为两片，去子，水淘净烂捣。入大锅以水煎，不绝火。约水耗半取出，滤过重煎如稀饧。市肆干者倍之，用水浸软去子，煎令如法，入前药末和丸桐子大。每服三十丸，空心盐汤下。一月见效，即不走泄。候女人月信住，取车前子一合水煎，空心服之，一交即孕。依法服至多日，精神完固能成地仙。平时忌葵菜、车前子。

按：《本草》金樱子味酸涩平，无毒，疗脾泄，涩精气，精气滑脱者服之自固。鸡头实味甘平无毒，补中益精。石莲子味甘寒无毒，安心神，养气力，治泄精。莲花蕊，暖，无毒，镇心，益颜色。服饵家取鸡头实熬金樱煎和丸，补下益人，名水陆丹仙方。取鸡头实并莲实合饵食之，能驻年。昔人得其一二，功效若此，思仙合众妙而有之，信可尚矣。

---

① 痛泄精：《广嗣要语》本方作"治腰痛泄精"。

固本丸

荷花蕊_{四两}　芡实_{三四粒}　覆盆子_{三两}　山茱萸_{二两}

沙苑蒺藜_{二两}　龙骨_{五钱，火煨，水碎}

上蒺藜汁炼蜜丸。每服三钱，空心淡盐滚汤送下。

乌鸡丸

当归_{酒浸洗}　熟地黄_{九蒸九晒}　川芎　白芍药_{酒浸，炒}

人参　莲子　黄芪_{蜜制}　五味子　破故纸_{盐酒浸宿}　玄胡索

_炒　淮山药　莲房　鳖甲_{酥炙}　白艾_{上虚者}　香附子_{童便浸，}

_{以上各二两，分毫勿加减}　续断_{老酒浸宿}

俱如法制剉碎，忌铁，然后以白毛乌雄鸡骨为君，鸡要线过三年者方佳。鸡宰时亦忌铁，忌见水，去腹里，将前各项药装入鸡腹内。如装未尽，将药补在鸡上，以瓷钵盛之。用旧老酒浸过鸡一寸许，上用瓷钵盖之，以饭粘封固，放锅内炖一日或一夜。然后取出前药，晒干为末，鸡肉并骨亦切碎晒干为末。用前炖鸡酒为丸，日服五七十丸，立验。此药最忌铁，鸡亦忌铁忌水。达川兄嫂血崩，服之月余受胎。

稀痘门

稀痘散

用好朱砂同磁石将瓦罐拌炒，见朱砂黑色，与磁石无辨取出。以纸盛之放在地上，收其火毒。候朱砂还色，复入瓦罐炒之。如此七次，拣去磁石，将朱砂研极细末，清水飞过，割去上面黑秽，只用下边澄淀者。用布上放纸，出朱砂于纸上阴干。候将出痘初发热时用蜜调服，大约一岁服三分为度。

预消痘症神方

取择极大样茅竹腰筒，从竹节两头锯截一筒，筒腰中用小凿凿方一片孔，如大指许。贮以好绿豆令满，仍以竹片实其口，外用苎麻横绑住，又加油灰泥固，投入粪坑底，浸四十九日夜。至期取出，洗净劈开，弃筒而用豆，略略以清水淘豆，晒干磨作细粉，筛过，用瓦罐收贮。每日调汤三钱或二五钱，任粥任茶，投匀与吃，吃完便消胎毒殆尽。痘临不病，虽病亦不上五七颗。此方屡试屡效。

兔红丸

预畜活兔，候腊月初八日宰取血。用新漆器盛，顿不住手搅匀，不令作冻。用荞麦面极细者和成为丸如金凤子大，以极好飞过辰砂为衣，晾干收下。小孩初生三日，用十丸或十五丸，研末傅乳上食下，次日身发红点是其验也。将来出痘，稠可使稀，稀可使无，亦有终身不出者。又过除夕日与小孙食，二岁以下二十粒，二岁以上三十粒，白汤下。但遇街方时行痘疹及有发热之症，照此数服之，他日可无痘患。

凡小儿多疮疥者，以其受父母之浊气是生痘疹疮疥。

理必然也，必药可解，服此乌鸦治法，多见其验。乌鸦者，一身皆乌方为真乌鸦，如白项，俱不用。用纯乌鸦一只，去其毛、足、头嘴、肝肠不用，洗净，配桑寄生细末二两，用好老醋半钟同寄生入乌鸦腹内，外用寄生二两薄片在外，以银器蒸熟。无事之时常食之，虽有疹痘必不多，无毒而亦无杂症矣。乌鸦食剩之骨，或一两焙干研为细末，加寄生末四钱，炼蜜为丸，滚白汤下，每服二十丸，日服有验。

凡小儿面黄体瘦色青，少食饮者，服此一味，名曰家兔，即家鼠也。取得有十一二两者犹妙，去其肠腑头足，洗净，用盐少许晒干。常以此为腊品食之，不过半月，其形骸自壮，齿白唇红，则少疾矣。此经验良方。

金豆丸

一名消痘丹。

此方河南马氏秘传经验良方，保童孩不染麻痘，永绝瘰疹，其效如神，盖胎毒化尽故也。药品制法于后。

象粪末二两　白芷三钱，吴地产者　甘草二钱，粉草为佳
冰片三钱，梅花片为佳　朱砂三钱，如墙壁者

制取象粪末法：象粪不拘多少，晒干，用粉甘草煎水淘净，澄清去粗渣，如此三次，仍晒干听用。象粪干末，用三月桃花擂取汁拌，照晒干七次，收贮至九月。取家种黄菊花杵汁入群药为丸如小指大，以金箔为衣。空心煎甘草汤半酒钟磨服，不过三丸，永保一童也。初生小儿只用一粒。

又方

小儿发热将出痘时，用后药服三分，则痘终身不出。

用铅五斤打成薄片，量一分厚，为数片。一头穿一眼，以铁箸穿之，又用一瓦锅，下装极好醋，以铁箸穿铅悬锅上，离醋量一寸，锅上仍用一盖密，锅下以粗糠火徐徐熏之七日之久，其铅生有白霜，取收瓷罐内。用时每白霜一钱，如墙壁鲜红朱砂三分拌匀。小儿热发时以甘草汤调服三分，其痘终身不出。此方神妙，蔡锦衣用之，九子俱不出痘。

玄兔方

玄参六两　菟丝子十二两

上各为末，黑砂糖拌匀如调粥一样，不拘多，随意服食。久之，多者可少，少者可不出矣。

丝瓜蒂散

丝瓜蒂丝条连皮子，烧存性

上为末，蜜调服，入朱砂尤妙。一云短秋丝瓜，经霜后摘下阴干，烧灰存性。每一钱加朱砂一分，碾为细末，蜜调，空心甘草汤送下。

鲫鱼方

鲫鱼不拘大小，去鳞肠，不可用水洗。将芫荽切碎，略用盐入鱼腹，外以草纸包裹，灰中烧熟去火气。陆续尝食，甚可解痘毒。但食后鳞肠、骨刺俱埋之。

梅花方

十二月收取梅花一二升，阴干为末，炼蜜为丸如梧桐子大，好酒送下。

浴洗免痘法

十二月三十日黄昏时，将七星大乌鱼一尾，小者二三尾，煮汤。将儿遍身浴洗，耳鼻孔各要水到，不可因鱼醒①而用清水洗去。时人不信，或留一手或留足不洗，遇时行痘症，此未洗处偏多，为奇也。

牛虱方

取白水牛虱烧灰存性，和粥饭一切饮食与儿食之。虱多藏牛耳中，以牛之白者为佳，不然灰色者亦可。

拙者曰：予友雷三泉居官黄州，过一里村宿，马主人皓首庞眉。出见客，儿孙绕膝下。问之，五子十余孙矣。三泉故艰于子，问胡以蓄不夭殇也？主人答曰：亡佗②。其家故多水牛③。当儿孙病痘时，掇食之无不活者。以此验之，益信。

消毒稀痘丹

缠豆藤其藤七八月间，豆上缠绕者。阴干，一两五钱　黑豆三十粒　赤豆七十粒　山楂一两　升麻七钱五分　荆芥五钱

---

① 醒：同"腥"，鱼虾等发出的气味。
② 佗：通"他"。《正字通·人部》："佗，与他、它通。"
③ 牛：原脱，据文理补。

防风五钱　生地黄五钱　赤芍药五钱　连翘七钱五分　黄连五钱　朱砂一两　丝瓜三十条，近蒂二寸长者，烧灰存性　万年清三两，即人粪埋过一年者　桔梗五钱

上为细末，砂糖为丸如龙眼大。每服一丸，空心甘草汤调下。

春分正月十五修制，秋分七月十五日修，诚则有神效。近恐止于春分、秋分服，似觉稀润，乃于每月朔望日服之效。至于修合，则亦不拘春秋分矣。

兔红丸

辰砂、甘草、六安茶各等分，研为细末。候腊月八日午时，取生兔杀血，将前三药合成丸如梧桐子大，与小儿三六九日食之可免痘。

三花丹

能稀痘。将出之时用之尤效。

梅花、桃花、梨花，三花俱取已开、未开、盛开者阴干为末，等分。用兔脑为丸，雄黄为衣，用赤小豆、绿豆、黑大豆煎汤下。

又方

凡小儿初生下，用甘草、黄连、朱蜜法，后可用益母草三大握，以水三碗煎汤洗儿，不生痘疮，试验。

又方

欲小儿不出痘疮，将黑驴乳半钟与儿吃，时常与吃更

妙。此方累有经验。

扁鹊油剂法

治小儿发热恐成痘疮，服此止之。

生麻油、童便平秤，或用熟水一盏代小便，旋旋倾热水入油盏内，不住手以柳枝子打搅令匀，如蜜即止。夜卧时每服二蚬壳，量儿大小。服后大小便利，四肢热退，疮痘不生。若已出不可服。

摩脊法

痘疹未出之先，宜以手蘸清麻油摩儿背脊中，预解胎毒，痘或不生，虽出亦稀少。

痰嗽门

瓜蒂散

吐痰。

瓜蒂炒　赤小豆等分

上末，香豉一合，水二钟，煮作稀粥，去渣。取三分之一和末一钱顿服，不吐少加，得快吐乃止。

百花膏

治虚痨久嗽，痰中有血。

百合　款冬花各五钱

上为细末，炼蜜丸如樱桃大。每一丸，嚼烂，姜汤下，噙化尤佳。

痰火验方

百部一斤，开者，黑色者佳　麦门冬六两，去心　橘红三两　贝母三两

此四味为咀片，用水十二碗于砂锅内煮至四碗，捞去渣。其渣再加水八碗煎至三碗，捞去渣。其渣再加水六碗煎至二碗，滤去渣不用。将三次汁共入锅煎成薄膏，听配后汁。

梨汁二碗　白萝卜汁二碗　藕汁二碗　姜汁半酒盏　乳汁一碗，如少，半碗亦可　上好白蜜一斤，须要煎滚，去面上黄蜡，六味汁共入罐内盛贮封固。每清早临卧时，白汤调下一二匙绝妙。

神仙坠痰丸

黑牵牛一斤同研，只取初次筛过末四两，余不用　皂角一两六钱　明矾一两三钱

上用水为丸如桐子大。每服空心用酒调下四十五或六十丸。其痰随大便而出。多病之人三日一服，病轻之人十日或二十日一服，久服永无痰火瘫痪之病。

清气化痰丸

半夏去皮脐，八两　南星六两　瓜蒌去壳，四两　黄连去须，炒四两，紫苏子炒，四两　陈皮去白，四两　白术去梗，炒，四两　枳实去瓤，麸炒，四两　白茯苓去皮，四两　萝卜微炒，去口，四两　贝母去心，四两　干葛四两　山楂去核，四两　甘草去皮，二两　香附童便浸炒，二两　黄芩炒，二两。

上将南星切作十字块，半夏每个切作二块，皂角六两，白矾三两。多用水，将南星、半夏、皂角、白矾一处浸三宿，煮至南心①黑润为度，取出去皂角不用。将南星、半夏晒干同众药末，竹沥七分，姜汁三分，打糊为丸如梧桐子大。每服七八十丸，早晚用滚白汤下。

治咳嗽久患，连嗽四五十声者。用生姜汁半合，蜜一匙，煎热温服，三服立效。

治久嗽上气，诸药不效。用蝙蝠一个去翅足，烧令焦，为末，米饮调下。

治咳嗽不止，胸膈气壅滞者。取桃仁一升，去皮尖，麸炒令黄，细研纳瓶中，以酒五升浸，蜜封三日后，每服暖一盏饮之，日三四服。

治远年咳嗽。将款冬花为粗末，于无风之处烧之，用笔管吸其烟入口，频频咽之，三四次即愈。

治喘嗽久不愈者。用知母、贝母各等分为细末，食后将带皮老生姜切小片，蘸其药，细细少少嚼咽，滚白汤慢慢过口，常服自然除根。

治咳嗽痰多，服药久不愈者，用完全瓜蒌一个，带子，又须要经霜者，捣烂，水二茶钟煎八分，露天露一夜，五更空心温服即愈。其痰嗽甚者亦只消二三服，神效。

---

① 心：疑为"星"之误。

又方

每晚临睡时用大柿饼二三枚，蘸极细青黛末慢慢嚼服，不半月自愈。

三白丸

生南星、生半夏、生白矾各等分，姜汁面糊丸，每服一钱，食后服。

润下丸

广东陈皮一斤四两，去蒂与筋，净一斤，净盐四两，同入水煮烂为度，取出候干，用竹刀切作小片，锅中炒干，碾为细末。又用甘草四两炙熟碾细，入上药和匀，用酒打糊为丸。服五六十丸，不拘时清汤送下。或作末子一匙，调汤饮下。日可四五次，若缓，日可二次。此药平治，虽微有痰者亦可服，盖盐能引之屈曲下也。

回生丹

治痰厥气绝，心头尚温者。

多年古塔上陈石灰，三五百年者、千年者尤良。每一合用水一钟煎滚，去清水不用，再用清水一钟煎至极滚，倒出澄清。窍口灌之，少顷痰下自苏。

造三奇神曲方

六月六日谓神会之辰，故名神曲，过此之日造者非神也。

白面一百斤，取白虎意　苍耳自然汁三升，取勾陈意　野蓼自然汁四升，取腾蛇意　青蒿自然汁三升，取青龙①意　杏仁四升，去皮尖，看面干湿可用，取玄武意　赤小豆三升，煮软去皮，研，共一处拌匀，取朱雀意

上修合用。伏内上寅日取药汁拌前面，捏得实散得开为度。甲寅、戊寅、庚寅乃三奇也，近时神曲只以面蓼为之，入药不效。此方传自蜀府，与造曲法同。

钓痰稀涎膏

治中痰中气不省人事。咽中中痰，声如拽锯之样，牙关紧闭，目合，皆治之即醒。

用皂角似猪牙者半斤，为粗末，水三钟煎至二钟，去渣煎成膏。遇患人，用白豆大一块，以凉水化开，男左女右②灌入鼻孔，其痰自流出化为水。如口不开，用南星、薄荷等分为末搽牙上，其口自开。待稍醒，用青黛散一服即愈。

青黛散

治膈上凝结老痰，诸药难治，独此成功。

用青黛不拘多少，为细末。每用五分，甚者一钱，凉水调化下。青黛，即近打靛水坑中青禄衣也，捞出瓦上阴干。

---

① 青龙：原作"勾陈"，据《本草纲目·谷部·造酿类》"神曲"条改。

② 右：原作"左"，据文义改。

疟疾门

截疟方

细茶末四两　绿豆粉四两　白面四两　人言①四钱

先将细茶研过，各药和匀。五月午②日午时，水和做成饼放在锅内略烤半生半熟。将瓦盆盛在内，用纸固封，七日一转，调过七七四十九日取出，晒干研末。未发之前，用井水调服三分，未出痘者一分。

治疟方

本年历日一册　糯米粽一枚　草果一钱　石菖蒲一钱
豆粉一钱　砒一分　醋煮雄黄二分

上于五月五日正午时，将历书向太阳焚之。次以众药粽和为丸如梧桐子大，粽不可太大，量药多寡用之，晒干。患者于临发日清晨，用新汲水向东南服一丸。忌食热茶热汤之类。一吐即愈，腥荤劳役等项俱即不忌。

治疟疾，用生姜四两，连皮捣碎取汁，夜露至晓，空心冷服。

又方

用狗蝇一个，去翅足，以蜡丸之，当发日冷酒吞下。

① 人言：砒石之别名。
② 五：原作"午"，据下文治疟方改。

治疟神方

用姜汁、栀子汁各半瓯，寒多姜汁加一分，热多加栀子汁一分，先一日夜露星斗，五更热酒下。

治疟经验方

黑豆四十九粒　常山五钱或三钱，炒过　槟榔五钱或三钱，与常山同　甘草或五分三分，视前二味之五与三而同其数二味酒半碗、水半碗同煎至六分，取露一夜，次早热服。

一疟疾《丹溪纂要》上一方甚妙，人忽而不用。

每青蒿叶干末十两，配以冬瓜叶干末五两，马鞭草干末五两，加官桂一钱，同和用米饭为丸桐子大。遇疟发，五更服二钱半，天明服二钱半，又再停服二钱半，共服一两，俱白汤下，有神效。

又方

疟疾常服。

枳实壳、白术等分为细末，临发日清早以薄荷汤量下，觉饥即食清粥，少顷又食末，又觉饥食清粥，但得汗出即愈。如未愈，次日又如此服。只要薄荷热汤及热粥二件放在身边，相因而用。

治疟疾久不断根者。在药店内买牛膝根一把，切段，水三茶钟煎一茶钟，匀作二服。未发之先用一服，临发之时又用一服，立愈。

又方

治久疟不愈。用百草霜二钱，香附米三钱，研为极细末，生蜜为丸如梧桐子大。每服三十丸，空心乌梅汤下。隔一日一服，不过三服即效。百草霜即锅底上黑灰，但得山边人家锅底上者才真是百草烧成，乃为最佳。

治疟。五月五日用独蒜头捣烂，各黄丹同捣匀，于本日午时为丸，只如鸡头子大，不可太大，阴干。每服一丸，当发日侵晨面东向日光，用新汲水吞下，不过一二服效。

治疟妙方

用白术二钱，白，无油者佳，陈土炒过　乌梅二个　厚朴钱半　槟榔二钱　柴胡二钱　半夏二钱。姜汁制　知母钱半，去毛　黄芩钱半

上药为一大帖，水二钟煎一钟。临发之日五更时服，不论一日二日，夜发昼发，有汗无汗，头疼不疼，只一帖即愈。服药后到午时分，但觉脐下微动而已，神妙方也。

五神丸

治疟疾立应。

东方：巴豆去油，五钱　麝香一分

南方：官桂五钱　朱砂一钱

西方：白矾五钱　白芷二钱

北方：青黛五钱　黑附子三分

中央：硫黄五钱　雄黄一钱

上于五月五日修制，各另包，按方放。午时取五家粽尖为丸如梧桐子大。每服用一丸，绵裹，于未发日晚，男左女右塞鼻孔中，立效。修药忌鸡犬、妇人见。如用了的药还收藏，再有患者用，醋过，重又绵裹与患人。一丸可治八九人，病愈须忌生冷鱼腥、鸡羊发物。

治疟疾神效。

白术二钱，陈土炒　知母一钱，炒　人参一钱。

如汗多加黑豆，如年纪用白浆一碗，将药置之于内，或饭上或滚水上蒸熟，滤去渣。临发前一时，将火酒一大杯、姜汁一小杯和之，要热服。

须发门

乌须方

五倍子炒，一钱　白矾煅，二分　麝香二厘　铜末用好醋，头伏出者佳，三分　青盐八厘　白面一分

上合研末极细，暑天用烧酒头调搽至干，用水洗净。寒天用茶卤滚水上炖至热，搽法如前。夏天用好烧酒调搽更妙。

煮茶卤方

用好细茶三大碗，干石榴皮三两，用清水七碗入瓷器中，炭火漫熬至一碗，用瓷器盛贮，愈久愈妙。

制五倍子法

用倍子不拘多少，均匀槌碎如粟米大，纳砂锅内炒烟起，结团为度。先以青布打湿扭干，将药急倾入包裹，脚踹成饼，为末听用。

制红铜末方

亦不拘多少，火内烧揉红，投入醋中，取出再投，内有自然之末，去醋，淘净，炒黑听用。

乌须方

好京墨锭　猪胆七个　黄蜡三钱　淮生地壮者，三钱

上将墨胆汁研净入蜡，地黄切细，锅内溶化成一块墨。每清晨洗梳毕，以抿子把蘸水磨黑搽。

乌须仙方

用雄猪筒骨刮开孔，入蚂蟥十余条，猪骨内将泥封固，放沟渠中浸三七。取上开看其蟥化如水，即用铅匣盛贮，入冰片一分于内。每月染一次在须尾上，其药自上根去。

三圣膏

治发脱，能令再生。黑附子、蔓荆子、柏子仁各半两，乌鸡脂和匀捣研，干，置瓦合封固。百日取出，涂。

治发黄白丸

地骨皮、生地、远志、石菖蒲、牛膝、菟丝子等分。

乌须方

只用擦牙，不劳擦染，一月之后见功效。

青盐一斤　嫩槐枝叶五斤　黑铅二两　没石子雄者，七钱

上用槐叶同黑铅、青盐入铫内，用槐条三五根，不住手搅炒。待叶、铅、盐俱成膏，却用文武火炒干，提起，同没石子研为细末，瓷器盛贮。每遇洗脸毕，蘸擦牙，用力行运。候血来朝头，口嗽水吐出，掌擦须鬓，第二口咽之，久则自然黑润。

又方

用旱莲草汁不拘多少，每汁一碗入炼蜜四两、生姜汁四两和匀，以将瓷钵盛于烈日中晒成膏。如急用，以桑柴烧之，用砂锅炼成膏，以瓷罐盛之，放在水中一宿去火毒。每日早以酒化开一杯服之。此方专主补血开腠理，久服须发变黑光润。此治乎内者。外有黑铅散，用黑铅四两化开，入罗过桑柴灰半斤炒成粉，每早擦牙吐出碗中，以摸须鬓并眼内，外修饰之秘方。

牛胆散

能明目清心，乌须发，补养下元，生髓，去风湿，壮精神。

何首乌　白茯苓　槐角子各二两　生地黄　当归各一两

上共为末，装入黑牛胆内，连汁挂在背阴处，至九日取出，研为末。温酒调服二钱或三钱，百日见效。若肯寻

常服之，须发永不白矣，非人勿示。

乌须方

五倍子打碎，砂锅内炒黑色，不可过与不及黄色，用湿布摊在地上，倾布内包起，脚踏成饼听用，每用二钱五分　红铜末将红铜烧红投水中，又烧又投，取末炒过，研，四分　硇砂一分五厘

上共研一处，将浓茶一盏调稀糊顿入滚汤中，带稠搽于须上。内用油纸包裹，次早洗去，黑如漆。

染须方

用蜂蜡一两，用猪苦胆一个，研好墨同蜡煎至光明，看好即取起，用冷水冰之，使冷成膏，瓷器装之。每日以牙刷带水刷药刷须上，甚便易。

染须方

五倍子用明朗者，研碎，炒，不令烧坏，研作极细末，铜末打铜锁末是佳，亦炒醋五六次，研极细末。五倍子一钱　铜末二分　明矾一分　皂矾五厘，南方用如此，北六七厘　食盐一分半　白面一分半　冬青子冬月收来，九蒸九晒，用罐藏　石榴皮、乌臼叶、茶膏，四味作一处煎汤方入前药，要浓涂须上。先用肥皂洗须，待干后上药，晚间涂上为便，次早洗，半月一次。

乌发固齿补肾方

当归酒浸，去芦　川芎不用西芎　香附去毛　荆芥去梗白芍药　枸杞子出甘，去芦　青盐　熟地黄　川牛膝酒浸

以上各三两，俱为细末。用米一升半煮饭，将前药拌匀，分作七团，阴干。置桑柴火烧炭存性，研为细末，铅盒盛之。每清晨，鸳鸯手擦牙二次，药与水咽下。年老牙齿不疼不落，极妙。

又方

七月间取旱莲草连根一斤，用无灰酒洗净，用青盐四两淹三宿，取出油腻。锅中炒时将原汁旋倾入，炒干为末。每日侵晨用一钱擦牙，连涎咽之。

乌须黑发方

山药四两　苍术四两　熟地四两　白茯苓四两　小茴香四两，炒黄色　枸杞二两　粉草二两　广木香一两　川乌一两，灰火煨三次

共为细末，炼蜜为丸如桐子大，每服空心白滚水下七十丸。

齿牙门

擦牙方

石膏四两，火煅　细辛五钱　甘松五钱　三赖①五钱　青盐五钱　槐花五钱

上为末，每晨洗面时擦牙，用温水含漱许时吐之。常用永无牙疼之病。

---

① 三赖：山奈之别名。

固齿散

用生香附子一斤，为细末　软白石膏六两，半生半熟　青盐二两　猪牙皂　细辛　川椒　槐角子以上各一两，为细末

清晨擦牙，永无齿疾，兼黑须发。

虫牙疼，用天仙子烧烟，以竹筒抵牙引熏之。

又，蛀牙，取松脂锐如锥者塞孔中，少顷虫出脂上。

又方

用皂角一枚，半截去瓤实，以青盐火内煨，青烟起，取出捣烂，用极沸滚水泡漱口中。

又方

好信不拘多少，量加黄丹少许，以黄蜡溶成一块，旋用旋丸如黄豆大，用白薄丝绵包裹留尾。如右牙痛则塞右耳，左牙痛则塞左耳，两牙俱患则两耳俱塞，必深入耳窍，一夜其虫尽死，一生永不复痛矣。

又方

旱莲草三两半，此草有二种，一种是紫菊花，炉火客用之，此种本草名鲤①肠草，孙真人《千金方》名金陵草，浙人谓之莲子草，其子若小莲蓬故也　芝麻萃三两，压油，芝麻枯饼是也　诃子二十个，并核剉　不蛀皂角三锭　蚕沙二两　青盐二两半　升麻三两半。

上为末，醋打薄糊为丸如弹子大，捻作饼子，或焙或

---

① 鲤：疑为"鳢"之误。

晒，以干为度。先用小口瓷瓶将纸筋泥固济暴干，入药在瓶内，煨灰火中烧令烟出。若烟淡时药尚存性，急取退火，以黄泥塞瓶口。候冷，次日出药，旋取数丸，旋研为末。早晚用如擦牙药，少候片时方用温汤灌漱。久用功莫大焉。

固齿延寿膏

此膏专贴龈宣齿槁，黄黑腐败，风虫作痛，腮颊红肿，大有奇功。久贴坚固牙齿，驱逐垢腻，益肾气，长养津液，壮骨强髓，添精倍力。

珍珠五钱，绢袋盛之，豆腐一方，中作一小孔。将珠入孔内，上面亦将原腐盖之，放在锅内，用线悬锅上，不可落底，恐伤珠之元气。桑柴火煮一炷香为度，听用　雄鼠骨五钱，用腊月内雄鼠一只，面作饼，将鼠皮肉包裹在内，外面用盐泥复包，阴干，入炭火内烧红为度，冷定，打破取骨，收之听用　秋石三钱　破故纸炒香，五分，忌铁器　青盐三钱半　香白芷五分　大小皂角五分　细辛三分，水洗净，晒干　龙骨同面作饼包裹外面，用盐泥复包，阴干，入灰火内烧红为度，冷定，打破用骨，五钱　鹿角霜五钱，鹿角或三十斤锯作一寸长块，用篓盛之，放在长流水中浸三日夜，取出，别洗洁净，用楮实子一两，桑白皮共一两，砂锅内将盖上，中作一小孔，孔中陆续添滚熟水，不可入冷水，锅盖周围封固，不可泄气，用桑柴火煮三昼夜，听用　沉香二钱　广木香二钱半　南川芎一钱　怀庆熟地黄一钱　乳香一钱　没药一钱　当归一钱　阳起石五钱　象牙作末，五钱，另白蜡五钱，白芍药一钱上各味，另研极细末，俱各作二分。用蜜煎罐一个，先将白蜡化开，次后下一分药面，桑柴文火溶开蜡，将药搅匀。外用呈文纸二张，将前药一分散在纸上，用手擦磨药面在纸上下周围后，将罐内药火化开搅匀倾在纸上，用熨斗文火熨化，上下周围俱用药汁走到，用刀切作条，临卧贴在牙上下一夜，明日清晨将药条取出，其条就黑，牙齿坚固。

牢牙定痛膏

珍珠　琥珀　龙骨　象齿不用牙　定粉各一钱

上五味为细末，先将槐柳枝各半烧灰二升，淋水一碗于小铁锅内，入黄蜡一两，火熬水尽为度。仍将蜡溶开，投前五味药末于内成膏，用厚纸熟铁锨上摊成，蜡纸裁作四分阔、四寸长条子，临卧贴于牙上，天明除之，痛者即止，动者不过五六次，牢固如初，神效。

齿痛方

升麻　鸡爪黄连以上各二钱八分　当归身尾　牡丹皮以上各一钱八分　生地黄一钱五分

每服用水二钟煎至八分，食后服三贴，全效如神。

又方

春采槐芽或槐条如指大者不拘多少，煎浓汁，同净盐熬干，研为细末。入花椒末少许，清晨擦牙漱口洗眼，眼明齿固，须发亦黑。其盐以水淘去黑泥，先将盐水熬干，后入槐汁同熬。

又方

槐角取其二子三子一角者，不拘多少，河水洗净，仍泡于盆中二三日，浑如泥。以布取汁，用桑柴火熬为膏汁，每一碗大约用青盐、蒺藜根、石膏、破故纸各二两为细末和匀，以瓦器晒干，仍为细末。每日清晨未梳洗之时擦于齿上，候洗漱之槐角于霜降后取，一子四五子相连者不用。

又方

用当归极大者一根，去头尾，入竹筒内，用白盐填实，用纸塞口，炭火烧存性为末，擦牙洗眼津咽下，又乌须发。

牙药方神效

羊胫骨烧灰存性　竹节烧灰存性　破故纸以上各三钱　青盐一两　旱莲花三钱　麦面一两

先将前五味俱为细末，和于面内作成大丸。仍入火烧烟尽，取出存性，仍为细末摊于纸上，放在湿地，用盆覆盖七日后取出，逐日搽牙。

治牙痛方

用五倍子放在新瓦上，用火炒存性，研为末磨牙。

开笑散擦药

言药治之开口而笑也。

炒蜂房　细辛　荜拨　干姜　川椒　香附　白芷各等分

各研末擦牙，香，止痛。

风牙方

桑白皮、地骨皮、槐白皮俱用根，刮去粗皮与心，干者五分，生者一钱。用川椒二分半，盐二分，水一小钟，瓦罐煎至半钟，温噙漱一二次即愈。

治牙疼。用白杨树皮为末，每服三钱，热醋调，含之漱灌，或以枯白矾热水漱之。

又方

用蜂房一枚，以盏盛，内以火烧研末，牙痛处盐水漱吐之。

又方

治牙蛀牙痛。用韭菜连根净洗烂捣，同人家地板上泥和匀，纳痛处蛀孔内，将纸贴痛处腮上一时顷，取下细虫见于泥上，可除病根。

又方

熏虫牙法：先用一碗盛水，以小盏一个覆碗内，以瓦片烧红，安盏足上，滴清油一点在瓦片上，将韭菜子数粒放油上，用竹作一筒，用纸糊覆烟上，令患牙人却吸竹筒内烟熏痛处后，用水漱出虫。如不尽，再熏。

又方

齿断出血。用白矾一两烧研为末，每用半钱傅齿根上，齿中血出，煎淡竹叶汤频漱之。

又方

用霜杀老丝瓜烧存性为末，擦痛处，立止。

治牙疳疮。用绵茧一个已成蛾者，以白矾末填满，放火上烧过为末。先以米泔水洗之，后将药末敷于疮上，立愈。

治牙疼。用细丝银一块，重四五钱，入炭火烧红，用好酽烧酒半盏，以银投入，噙酒漱之。

治牙疼。樟脑、雄黄、焰硝、青盐，各等分为末，手蘸掩，疼即止。水须吐出，不得咽下。

脾胃门

二术和脾

专治大人小儿痞疾水泻，攻眼生翳及小儿诸疳危急者，效如神。

苍术半斤，照常制　白术　陈皮　当归各五钱

上为细末，用羊肝一具，竹刀切如食肉之块，每块切破相联勿断，将药掺入，合之入砂锅内，香油煎熟取出，多寡任意服。

健脾补胃丸

此药和而平，甘而暖，可以常服。

山楂三两，去核，微炒　白芍药一两七钱，冬月酒润炒，余

月，酒润晒干　白术四两，去须土　广陈皮一两七钱，去白　贝母一两，去心

上为极细末，以神曲水调熬作糊为丸如绿豆大，晒干，食远滚水下，或清米饮下三四十丸。

参苓白术散

治泻妙方。

人参一钱三分　白术一钱五分　甘草四分　山药一钱五分白茯苓一钱　白扁豆一钱　莲子肉一钱　薏苡仁八分　缩砂仁五分　桔梗五分

上咬咀，用水一钟半煎至七分，食远温服。

苍术丸

健脾去湿，保长生。古云，若欲长生，须服山精，此也。

茅山苍术一斤，米泔水浸一宿，晒干　雪白茯苓净六两，去筋膜

上为净末，东流水煮神曲作糊为丸如绿豆大，每服清晨滚汤送下七八十丸。

脾泻饭匙丸

即做饭之锅焦也。

每饭匙干末一斤，用莲肉去心，怀庆山药炒香各为末，二味各半斤，就以饭匙末量取，打糊为丸如梧桐子大。如湿热甚者，每服饭匙丸，如青皮煎汤送下，或米饮

送下。脾虚者白术汤下，空心、食远各一服。

理脾糕

百合　莲子肉　山药　薏苡仁　芡实　蒺藜子

上六味，各另为末成粉各一升。又砂糖一升，用粳米粉一斗二升，糯米粉三升，和前药粉并糖蒸糕，晒干常服。

食疗养脾糕

主理脾胃，润心肺，美颜容，乌须延寿，滋补之功特异。士夫日用，劳动及修养家俱不可无。

白术二两，向东壁土去土①，要无油，白者可用　人参二两　陈皮去白，二两　枳实二两，白面炒　白茯苓人乳拌湿，自干　松花粉二两五钱　山药二两，淮庆者可用　莲肉二两，去皮心　绿豆二升半，微炒香　山楂一两，去核

以上共用磨罗过，上用白粳米五升半、秫米一升半打粉，用白糖二斤与前方药末和匀，如做糕法，洗净，笼中小块蒸熟，取出烘干。每清晨取四五片食之，以白汤送下。秋冬可加苍术一两，米泔水浸一日一夜，厚朴一两五钱，姜汁少②，能去岚邪。

交感丹

治一切贵宦商民偶因名利失意，抑郁烦恼，士情所

---

① 东壁土去土：疑为"东壁土炒，去土"。
② 少：疑为"炒"之误。

伤，不思饮食，面黄形羸，脑膈诸症，极有效验。香附米一斤，用瓦器炒令黄色，取净末一斤，用茯神去皮为末，四两，二末搅匀，炼蜜为丸如弹子大。每清晨细嚼一丸，用白滚汤下，陈皮汤亦好。

治伤食停饮不消。用白面一两，白酒曲二两，碾为末，各炒过调服。

痢疾门

清六丸

滑石六两，水飞三次　甘草一两　红曲五钱

上为末，姜汁丸梧桐子大，每服五十丸，甘草汤下。

温六丸

治白痢。

滑石六两，水飞三次　甘草一两　干姜五钱，炮

上为末，蒸饼丸梧桐子大，每服五十丸，姜汤下。

仓连煎

治噤口痢。

赤痢用陈仓米三钱，黄连七钱；白痢用黄连二钱，陈仓米七钱；赤白相兼陈米、黄连各五钱。上到，水一钟煎至七分，露一宿，空心温服。

三白汤

治痢不拘赤白。

白沙糖一两　鸡子清一个　烧酒一钟半

上三味同煎至八分，温服立止。

治痢疾方

陈苦参七两，粉草七两，碾为末，用姜一钱与陈茶一撮煎水，用前药，大人服一钱，婴儿服五分至小三分。

治赤痢。将凤尾草切段，煎浓汤服之即愈。

治白痢。将木香为末，每服一钱，空心或食前用清粥汤调服即愈。

治久痢。将香椿根之皮向东者，用三钱，切碎，煎浓汤半茶盏，饮之即愈。

治赤白二色痢，初起而未甚者。用好茶叶一两，并带皮生姜五钱，一同捣碎泡浓茶服，极效，甚者服二三次亦效。

治噤口痢，不受药并不受饮食者。用田螺数枚，连壳捣烂，加些麝香在内，调匀填满于肚脐内，引火下降，服药再不吐矣，饮食漫漫少少进之。

治噤口痢，不拘男妇小儿水谷不下者。用莲子去壳留红皮心，一为细末，空心用新汲水调下，每服二钱，日进二服。小儿每服一钱二分，效。此方一味治噤口，是石莲子，其味极苦，去壳去心为末，效。

治痢疾。用葱一把，碎切和米煮粥，空心食之，数日即效。

治噤口痢。用木鳖子捣成泥，填烧饼内蒸熟，乘热合脐上束住，效。

治红痢久不愈。用臭椿皮研末三钱，滑石三分，调蜜食即愈。臭椿即樗也，去粗皮的，用里面白净的。

赤白痢不止。干姜、好墨各五两为末，醋和如桐子大，米饮下三四十丸，日夜六七服，效。墨要松烟者。

治痢疾。用明白矾飞过，为细末，飞罗面与好醋为稀糊，二味合为丸如鸡头子大，不可太大，每服一丸。红痢甘草汤，白痢生姜汤，俱空心下一二丸即止。

治久痢不止及噤口，累试累效。黄连三钱，去毛，人参一钱五分。上水一钟煎八分，温服。病势昏沉者，入口即苏。

治血痢。用干姜烧黑，不令成灰，为末，每服一钱，米饮调下。

又方

名芎粟散，治噤口红白痢疾久不愈者。

川芎　罂粟去蒂，各一两

共为细末，每服八分，空心蜜汤调下。

又方

甘草粗粉者，要四指长切碎　青皮一撮　陈皮一撮

用酒娘①一碗，将前药入瓷罐内，塞口勿出气，煮一炷香取出，待温服之即效。

---

① 酒娘：醪糟之别称。

卷之一

四七

戊巳丸

治脾经受渴，泄痢不止，米谷不化，脐腹刺痛。

黄连炒　吴茱萸　白芍药各五钱

上为细末，面糊为丸梧桐子大，每服三十丸，空心米饮送下，一日服三次。

治痢初发数日，不拘红白，平时用。

黄连六两　黄芩四两　加当归　芍药　大黄六两　枳壳四两　槟榔四两

俱为末，遇痢疾初发，里急后重，即与之服三钱或二钱半，用槟榔煎汤下，微泻二三次，不泻再加数服，即以清粥止之，此后只食清粥清菜，决不可食一毫热物并猪油之类，自然愈也。

治久痢。用香莲丸最神，然以乌梅肉和为丸尤神也。

治痢疾新发者，不拘红白及肚疼。用四月开花时益母草，采，阴干，遇患者将一握浓煎水二大碗，临服入生蜜一酒钟，连服三二服即愈。若病重者，加地锦草合煎服，无有不效。地锦草，铺地一团而生，叶细，摘断有白乳汁为真。

木香黄连丸

此方其药品与古方无异，但两数及制度比古方各别，乃家传秘诀，用之有效。

川黄连去须梗净，五两，剉如麻豆大　吴茱萸去梗，二两五钱，用白滚汤泡七次，留汤浸黄连一日一宿，取出同茱萸拌炒干为度，去茱萸不用。一用姜汁拌黄连，打湿炒干为度；一用无灰老酒拌黄连打湿炒干为度，宜用文武火炒至褐色方可入药　木香一两二钱五分，不见火

上为末，用醋糊为丸如绿豆大，每服五十丸，空腹服。

治痢平和散方

黄连去须，一钱　赤芍一钱　当归用身，酒洗，焙，一钱　川芎一钱　赤茯苓去皮，一钱　厚朴姜汁制，炒，一钱　乌梅肉焙干，一钱　缩砂仁微炒，一钱

上八味碾为细末，每服五分，空心临睡滚白汤调服。

驻车丸

治冷热下痢赤白，日夜无度，腹①痛不可忍及治休息痢疾大效，痢方之魁。

黄连去须，六两　阿胶蛤粉炒，三两　当归去芦，洗焙，三两　干姜炒，二两

上为末，醋煮米糊丸如梧桐子大，每服五十丸，加至七十丸，空心米饮下。

后服神效参香散　治痢疾日久，积秽已少，腹中不痛或微痛，不后重窘迫，但滑溜不止，乃收功之后药也。

人参　木香各二两　罂粟壳去蒂，十三两　白扁豆炒，二两　白茯苓去皮　肉豆蔻面煨　陈皮去白

---

① 腹：原作"复"，据上下文义改。

上煎剂加乌梅、陈仓米、砂糖，上为细末，每服三五丸，仓米汤调下。

升香散

升麻一两五钱，碎之　广木香方圆一块，重五钱　黄连一两五钱，碎之

上三味用水三碗煮干，拣去升麻、黄连，用木香，薄切，晒干为末。先用橘皮汤调下服之二钱，次用米汤调下服之一钱五分，末用甘草汤调下服之一钱五分。此方有一人久患痢疾，求药无效，只祷诸神，忽一梦中见观音下降化救此药方，服之遂愈，后家用活人亦效。

又方

用薤白于醋中煮令熟，乘热饱食即止。

又方

治诸痢。以艾叶、陈皮煎汤服。

又方

治痢。用连白韭菜一大握，去青叶，多研取汁和酒煮一盏服。

又方

治血痢。用盐梅去核研，一枚，合茶汤加醋汤服之。

又方

罂粟花未开时，外有两片青叶包之，花开即落地，收取阴干。患赤白痢垂死者，研为细末，米饮调下一钱，立效。

又方

治噤口血痢。用鳜鱼不去鳞肠，腊日悬于檐下当风处，至立春后取下焙干，研为细末，米汤调下。

又方

治噤口痢。用鲫鱼捻去胆与肠肚，入白矾一大豆许同煨熟，入盐醋，吃不过两枚，余痢俱效。

又方

治休息痢及痄泻。用鸡子一枚，打破用黄蜡一块如指头大，铫内镕，以鸡子拌和炒熟，空心食。

治赤白噤口泻。用黑牛儿即今蜣螂是也，三五个，烧灰为细末。每服一钱，烧酒调服。小儿五分，黄酒调服，立止。

治痢疾

用胡核仁三钱，生姜三钱，细茶三钱，胡椒七粒，煎服立愈。

泄泻门

三白散

白术　白芍药炒，各钱半　白茯苓二钱　泽泻　厚朴姜汁炒　黄连炒，各一钱　干姜炒，五分　乌梅肉煎，用二钱为丸，用三钱

如兼伤寒加神曲、麦芽各一钱。生姜三片，水钟半煎一钟，食前服，神曲糊丸服妙。

贴脐膏

治水泻不止。

木鳖仁五个　母丁香五个　麝一分

上为末，米汤调作膏，纳脐中，外以膏药掩之。

治清水泻

用车前子一味，拣净，炒燥研碎为粗末，或一二钱，或二三钱，空心及食前滚白汤送下，一二次即愈。泻甚者亦只消二三服。

又方

治小儿老人脾虚易饱，溏泻。用白术，将东壁土拌炒三两，白茯苓一两，莲肉去心不去皮一两五钱，麦芽炒五钱，陈皮一两，共为细末，加白沙糖二钱在内，每服二钱，空心或食前或食远俱滚白汤调服。此方补脾助元气，最令人能食止泻。

治水泻

猪苓　泽泻　白术　白茯苓各等分

上㕮咀，用水一钟半煎至七分，渣再煎服，重者进二三服，以泻止为度。

五味子散

夫五更而泻名肾泄，盖阴感而然，故脾恶湿，湿则濡而困，困则不能制水，水性下流则肾水不足，宜五味子主之。用五味子多者以强肾水补养五脏，吴茱萸次者除脾中之湿，湿少则脾健，脾健则制水不走，方得脾中和矣，五脏荣矣。

五味子去梗，二两　吴茱萸去梗，绿色小颗者，五钱

上同炒香为细末，每服二钱，陈米饮下。

二神丸

治老年肠冷脾泻者。

合州破故纸四两，为末　肉豆蔻四两，面包火煨，草纸拖去油

上用小红枣蒸熟，捣烂为丸，清晨米汤下。

治泄泻。用五倍子为末，白汤调服。

治水泻。用豮①猪肚一枚，净洗去脂膜，入大蒜在内，自晨煮至晚，以肚蒜糜烂为度，杵成膏子，入平胃散同杵丸如桐子大。每服三十丸，盐汤或米汤空心服。

又方

以大蒜捣烂，贴脐下并脚心，立止。

又方

用炒槐花一合为末，米饮下。

止泻方

乌梅肉半斤　粉草三两　陈皮二两　生姜一两，捣烂　砂糖六两

减半斤同熬，去渣熬成稠，瓶装，每以一二匙调汤

---

① 豮（fén 坟）：同"豶"，公猪。

佳用。

治小儿泄泻不止。肉豆蔻丸。肉豆蔻面煨，飞罗面各等分，上为细末，陈米饮捣膏为丸如黍米大。空心陈米汤下，虽大人亦可服，一次三十丸。

治泄泻

细茶三钱，姜三片　乌糖一块，煎服

郑少崖传。

止泻方

莲子末五两　白术末五两　山药末五两

白糖搅成膏，以匙挑服。

极验止泻丸方

此林芳赢方，极验。

苍术米泔水浸，炒过　厚朴姜汁制过　陈皮　赤茯苓　地榆　猪苓　泽泻　神曲炒过　甘草

上各等分，饭汤为丸。每服三钱，米汤送下。腹内不痛，一日数十次者，立愈。

霍乱门

不换金正气散

治霍乱转筋，呕吐泄泻，头疼不止。

苍术炒　橘皮　半夏姜制　厚朴姜制　藿香各二钱　甘草炙，一钱

上作一服。水二钟，生姜五片，红枣二个，煎至一钟，食前服。

回生散

治霍乱吐泻，但有一点胃气存者，服之回生。

陈皮去白　藿香去土，各半两

上作一服，水二钟煎至八分，不拘时服。

治霍乱转筋。用皂角末吹鼻中，得嚏方好。

治霍乱转筋吐泻。用扁豆叶生捣，以少醋浸汁服。

又方

治霍乱心腹胀满，疼痛不止，吐泻，冷汗出，气绝者。用极咸盐汤三碗，热饮一碗，探喉中令吐尽宿食，不吐更服，吐讫再服，三吐乃止。此法大胜诸治，俗人以为田舍浅近，鄙而不用，守死而已，惜哉。

又方

治转筋入腹，痛极将死。用生姜一两，槌碎，酒五盏煎热服。

又方

治霍乱吐泻，服药即出，无法可治，此方立效。用井华水半碗，白滚汤半碗，相合服之。

治霍乱吐泻，心腹作痛。用炒盐二碗，布包按其胸前并腹肚上，熨斗火熨，气透，又以炒盐熨其背则十分热无事。

治人中暑，忽然仆地，气欲绝者。用大蒜头四五个剥净，并取路上热土一块，一同研烂，以新鲜井水和匀，滤去粗滓，干开其口灌之即愈。

凡夏间人在途中忽被伤暑，头运①心烦，或仆在地，无如之奈。急取车轮上之土五钱放在碗内，将新鲜井水调和澄清，饮尽就觉心神爽健，可以行动。如车轮土及井水不便，即央请旁人取随便之土填在肚脐上，并央他撒尿在脐上浇之，尿土之气宣入脐内，其人即苏。

人遇霍乱吐泻，切记不可饮米汤粥并热汤热水。凡饮热者或犯谷气，其人必死，决不可救，此乃第一等该记之事也，知之知之。

治霍乱吐泻。用六一散三钱，将鲜井水调下即愈。

六一散，用甘草为极细末，一钱；腻滑石为细末，将水来飞过，晒干者，六钱。

治霍乱吐泻，用新汲水一大碗，调净黄泥成清汁，饮之立效。此病一犯谷气，死在顷刻，或用姜椒煎热汤饮之，其患愈甚。只随量饮凉水，即刻奏功，验两次矣。

肚腹门

治腹疼。用高良姜、香附子各另为末，用时取各炒，然后匀和一处，以米姜汤调服，立止。

立消散

治腹痛。用干马胡姜细末筛净，七分或八分，热酒

---

① 运：通"晕"，眩晕。

调服。

治绞肠沙。用好明矾末，滚水调服。

治心腹恶气，口吐清水。用艾叶捣汁饮之。干，煮汁服。

治腹中虫极效方

用鸡心结实槟榔十个，取石榴皮七片，每片二指大、二寸长，要近土与根及向东南方者为佳。二味成片，以水一大碗煎至八分，露一宿。患人于上半夜先将干炒肉食在口中细嚼，勿令咽下，使虫口俱朝上乃服煎药。少顷腹中微动，虫即随下，百试百验。若至下半夜服则虫口又朝下，虽服药亦无效矣。

琥珀散

追虫打积甚效。

黑牵牛二两　槟榔一两

上为细末，空心用砂糖调汤送下三钱，要见虫方饮食为妙。

仓卒散

治气自腰腹间拘急不可屈伸，腹中冷如石，痛不忍，自汗如洗，手足冰冷，久不差，垂死方。

山栀四十九枚，连皮烧半过存性　附子一枚，炮，去皮脐

上㕮咀，每服三钱，酒一小盏入盐少许煎服。又治胸痞切痛。

凡人或有房事色欲，内虚感寒，肚痛。将胡椒十数粒捣细，用烧酒一杯热饮，立效。若非内虚感寒而肚痛者，切不可用。

治痧证所感，如伤寒头痛呕恶，浑身壮热，手足指微厥，或腹痛闷乱，须臾能杀人。先浓煎艾汤服而试之，如吐即是。用五月二蚕纸碎剪安碗中，以碗盖之，用白沸汤泡碗许，仍以别纸封裹缝良久，乘热饮之，就取以厚被盖之，汗出愈。

封脐膏

母丁香　广木香　沉香　川椒炒　吴茱萸　天仙子官桂去皮　沙苑蒺藜　覆盆子　莲花蕊　麝香　樟脑　好硫磺　锁阳　腽肭脐　阿芙蓉以上各一钱　蛤蚧一双　海马一对

以上各研末，外将沙苑蒺藜四两煎水一碗，葱汁、蜂蜜各一小盏，共微火熬干膏一小盏，和前末为膏，缎帛摊贴脐上。如欲泄，去之如常。可以固精，亦可止腹痛。

腹痛。白芍一钱五分，川芎七分。共煎服。

兜肚方

白檀香一两　零陵香五钱　马蹄香五钱　香白芷五钱马兜铃五钱　木鳖子八钱　羚羊角一两　甘松五钱　升麻五钱丁皮七钱　血竭五钱　麝香九钱

分作三个兜肚内，以上共十二味，用蕲艾絮绵装白绫兜肚内，初带者三日后一解，至第五日复带，至一月后常带，专治痞疾。痞积遗精白浊，妇人赤白带下及妇人经脉不调，久不受孕者，惟有孕妇不可用。

谷神固脐延寿膏

此方得于京师英国公家，专固精养气，得生五子，寿延九十。后严东楼访知密求，亦生八子。应效如神，不可轻泄。

樟脑一两　片脑一两　黄蜡一两　乌药一两　阿胶一钱　牛黄一钱　苏合油一两　儿茶一钱　胎发一钱　黄丹一两　乳香一钱　血竭一钱　龙骨一钱　白蒺藜一钱　麝香一钱　没药一钱　雄鸡毛一钱　公鹅毛一钱　缩砂一钱　核桃一钱　黄鼠狼头一个

先将黄鼠狼头一个，下二毛在内，用苏合油、黄蜡将此三物煎枯为度，去头用油。冷定，将诸药熬成膏，用缎绢作膏贴于脐上，每膏药一个只战七次，又更换之。

痞满门

治痞疾方

耆叶、独蒜、面、穿山甲四味，用好酒捣成饼，量疾大小贴之两炷香，为其痞化即愈。

贴痞膏

三棱　陈皮　地骨皮　黄芩　黄连　五灵脂　苦参

玄参　赤芍药　两头尖　草乌　香附子　当归　香白芷
大黄以上十五味各三钱　木鳖子十六个，去皮　巴豆四十九个，
去壳　乳香　没药　轻粉　血竭　阿魏五味各五钱　麝香三
钱　香油一斤四两　铅丹十两，去焇①，用水三碗滚三四次，去水
焙干

先将香油入铜锅内，即将十八味切碎，粗药入油内，用桑柴慢火煎之，黑黄色为度。去粗渣，方入铅丹，用槐柳条不住手搅千遍，将药滴入水内成珠，去火，才入六味细药，须用净房，照疾用绢摊贴，每日换一次。如有痒，剥了②用热鞋底烙下，再依法贴之。待药力尽自落，不要强去。忌一切畜类、闲杂人等言语喧哗，忌食生冷油腻并一应发物。

痞方

旱莲草五斤，水红花连根即蓼花十斤，各取汁煎成膏用。狗脑半个，擂细再煎，披痞上三日即软，十日大消。又用蓼花子各炒研细，酒调服。

又方

用皮硝一两，独囊蒜一两同捣烂如泥，加大黄末一钱搅和做膏，敷痞癖上自愈。

治腹中癖块坚硬如石者。取白杨东南枝，去青皮，细切二斤，炒令焦，绢袋盛，用酒一斗浸之，蜜封三五日，

---

① 焇（xiāo 销）：通"销"。

② 了：原误作"子"，据《摄生众妙方》卷六改。

每食前暖一盏服之。

又方

治腹中有块如石，痛如刀刺者。用商陆根不以多少，捣碎蒸之，以新布裹熨痛处，冷再换。

贴癖块方

三圣膏用未化石灰半斤为末，瓦器中炒令淡红色，提出火外，候热少减。次下大黄末一两同炒，仍令热减，入桂心末一两，略炒，入米醋熬成膏子，量块大小，火烘热，厚摊患处。

治癖块，不分男妇小儿。用海芽子一钱，即染指甲花子，川乌三个小者，杏仁四十九粒，红枣七个，去皮，半夏二枚。上五味俱生用，各捣碎共为一处，仍捣和匀丸如梧桐子大，黄丹为衣。每服十五丸，空心或临卧好酒送下。小儿如粟米大，或三五七丸量用。待谷道血出住服，服后忌食荤腥腐醋冷物，再犯难医。歌曰：一钱海芽一二乌，七个小枣一处糊；七七杏仁二半夏，便是顽石也化无。

治痞癖方

黄连　乌梅　黄耆　黄芩　山栀　辽五味　薄荷　百药煎

各等分，共为细末，空心每服下二钱。

肿胀门

水肿。用山栀仁炒为末，米饮下。胃脘热病在上，带皮用。

香薷膏

治水肿甚捷，有彻上彻下之功，肺得之则清化行而水自下。

大叶香薷一斤

上，水煎汁成膏丸服，白汤下。

四炒丸

治气血凝滞腹内蛊胀。

枳壳去瓤，四两，切细。一两用苍术一两同炒黄，去苍术；一两用萝卜子一两同炒黄，去卜子；一两用茴香一两炒黄，去茴香；一两用牛膝一两同炒黄，去牛膝，只枳壳为末

上用原炒苍术四味，水二碗，煎一碗，去渣，打面糊丸如梧桐子大，每服五十丸，米汤下。

茯苓琥珀丸

治水气乘肺，遍身浮肿，中焦痞隔，气不升降，咳嗽喘促，小便不利，并宜服之。

赤茯苓去皮　防己各一两半　苦葶苈三两半，隔纸炒　紫苏子净，一两　琥珀一两，另研　郁李仁去皮，一两七钱　杏仁去皮尖，一两二钱半　陈皮一两三钱

上为细末，炼蜜为丸如梧桐子大，每服六七十丸，用人参汤食前送下。

治腹满方

白术一钱五分　白茯苓一钱五分　木通六分　山楂一钱六分　香附子一钱　苍术八分　黄连炒，七分　枳实八分　泽泻八分　木香四分　苏梗七分　山栀仁炒，一钱二分　槟榔八分　当归一钱二分

上水二钟，生姜三斤，煎至八分，食前服。忌生冷、鱼肉鸡面、羊酒盐物。

五皮散

治风湿客于脾经，气血凝滞，以致面目虚浮，四肢肿满，心腹膨胀，上气促急。

五加皮　地骨皮　生姜皮　大腹皮　茯苓皮各等分

上㕮咀，每服三钱，水一钟煎至八分，热服，不拘时。忌生冷油腻、坚硬等物。一方去五加皮、地骨皮，用陈皮、桑白皮。

又方

治水肿肚胀，四肢浮肿。用黄瓜一个破作二片，不去子一片，醋煮一片，俱研烂，空心炖服。

又方

治小儿腹胀，用韭菜根捣汁，和猪脂煎服。

木通汤

治胁肋刺痛膨胀，小便赤涩，大便不利，或浮肿。

木通去粗皮　陈皮去白　紫苏茎　甘草炙，各二钱

上，水二钟，生姜三片，枣一枚，灯心十茎，煎至一钟，不拘时温服。

噎膈门

丁沉丸

治噎食病。丁香　木香　沉香　乳香　没药　朱砂各二钱半　麝香少许，另研　甘草四两

以上七味捣为细末，将甘草槌碎，用水五碗泡一宿，五沸去滓，慢火熬成膏，方下众药和匀，丸如弹子大。每服一丸，令患人细嚼，浓煎生姜汤下，重者不过五。服后忌生冷油腻及生气房事一旬，最效。

又方

治噎塞病，用碓杵头上细糠，蜜丸如弹子大，无时嚼一丸，津咽下。

又方

用寡妇木梳一把烧灰，煎钥匙汤调下。

又方

用芦根五两，切碎，水三钟煎一钟服。

又方

治饮食之后不久即吐，是翻胃之症也。用石灰矿未化者，以水泼化，筛出极细者，微炒取起，用纸摊地下去火毒，收瓷罐内。遇病人，壮，烧酒调四分，弱者二分，或

下或吐，有异色虫出即愈。

五膈宽中散

治七情四气伤于脾胃，以致阴阳不和，胸膈痞满，停痰气逆，遂成五膈之病，一切冷气并皆治之。

青皮去瓤　陈皮去白　丁香不见火，各四两　厚朴去皮，姜制一斤　白豆蔻去皮，二两　缩砂仁　香附子炒去毛　木香不见火，各二两　甘草炙，五两

上㕮咀。每服七钱，水二钟，生姜五片，盐一捻，煎八分，食远服；或为细末，每服二钱，用姜盐汤调服亦妙。

五膈散

治胸膈痞闷，诸气结聚，胁肋胀满，痰逆恶心，不进饮食，并皆治之。

枳壳去瓤，麸炒　青皮去瓤　大腹子　半夏曲炒　丁香不见火　天南星汤泡　干姜炮　麦蘖炒　草果仁　白术各一钱二分　甘草炙，五分

上作一服，水二钟，生姜五片，煎至一钟，不拘时服。

丁香煮散

治翻胃呕吐。

丁香不见火　石莲肉各四十枚　生姜七片　北枣七枚，切碎　黄黍米半合，淘净

上四味，用水一碗半煎去滓，入黄黍米煮稀粥食之。

紫苏子饮

治咳逆上气膈噎，因怒气叫喊未定便夹气饮食，或饮食甫毕，便用性志怒，以致食与气相逆，气不得下，咳嗽不透气，恶心。

真苏子炒　诃子煨，去皮　萝卜子微炒　杏仁去皮尖，麸炒　木香不见火　人参各一钱半　青皮　甘草炙，各三钱

上㕮咀，分二服，每服用水二钟，生姜三片，煎至八分，食远服。

夺命回生散

治五膈五噎，翻胃吐不进饮食。此药多有神效，不可轻视。

丁香陈，净，不见火　川芎去土　白姜洗净，泡　南木香不见火　肉桂去皮，不见火　新罗人参　神曲炒，各二钱半　诃子七枚，取肉　缩砂二十一粒　莪茂炮　粉草炙，各七钱半　□草果二个，炮，取仁　巴豆一十四枚，去皮心膜，不去油，冷水浸一宿，别研为膏，留就钵中

上，日干为末，乳钵内和匀巴豆膏，再筛过入瓦盒内，以油纸盖盒口，却用黄蜡和松脂熔，如法封固盒缝。每以十二月上辰日，或初八黄道生气天月二德日，至诚修和于高地爽处，埋土中三尺深。至次年六月中伏，择晴明吉日，取向当风处，摊去湿气，以不漏瓦瓶收贮，蜜封。壮实人每服半钱，临睡白沸汤半盏顿服，仰卧片时，徐以温

白粥压下。若羸弱，只服一字，二三服即能进食，止呕吐，续以宽中散、丁沉透膈汤①、橘皮煎丸等兼进佐助胃气。忌生冷鱼腥、黏腻硬物，一两月则全愈矣。孕妇不可服。

遇仙丹

治邪热上攻，痰迫壅滞，翻胃吐食，十膈五噎，齁哈，酒积、蛊积、血积、气块，诸般痞积，疮热肿痛，或大小便不利，妇人女子面色痿黄，鬼产癥瘕，食吞铜铁银物，悉皆治之。五更时用冷茶送下三钱，天明可看去后之物。此药有疾有虫去虫，不伤原气，亦不损伤脏腑，功效不能尽述。小儿减半，孕妇勿服，宝之宝之。

白牵牛头末四两，半炒半生　白槟榔一两　茵陈五钱　蓬术五钱，醋煮　三棱五钱，醋煮　牙皂五钱，炙去皮

上为细末，醋糊为丸如绿豆大，依前数服行后随以温粥啜之，忌食他物。

呕吐门

回生汤

治呕吐。

陈皮　藿香各等分

上剉。每服六钱，姜五片，水一钟，煎半钟，频服。

---

① 汤：原作"肠"，据文义改。

大藿香散

治七情伤感，气郁于中，变成呕，作寒热眩晕，痰满，不进饮食。

藿香　木香不见火　白术各一钱半　半夏曲二钱　茯苓　人参　桔梗各一钱　枇杷叶　官桂　甘草炙，各七分

上作一服，用水二钟，生姜五片，枣二枚，煎至八分，食远服。

旋覆花汤

治中脘伏痰，吐逆眩晕。

旋覆花去梗，一钱　半夏汤泡七次　橘红　干姜炮，各一钱半　槟榔　人参　白术　甘草各一钱

上作一服，水二钟，生姜七片，煎至一钟，不拘时服。

竹茹汤

治胃受邪热，心烦善冷，呕吐不食。

葛根三两　半夏汤泡七次，一两　甘草炙，一两

上㕮咀。每服五钱，水二盏入竹茹如枣许，生姜五片，煎至七分，去滓，取清汁，微冷，细细服，不拘时。身热、手足心热，政和中一人病伤寒得汗①身凉，数日忽呕吐，药与饮食俱不②下，医者皆进丁香、藿香、滑石等药，

---

① 汗：原作"汁"，据文义改。
② 不：疑衍。

下咽即吐。予曰此正汗后余热留胃，孙兆竹茹汤正相当尔，亟治，药与之即时愈。《良方》槐花散亦相类，一方加枣一枚同煎。

思食丸

助脾胃消导饮食，止吐逆。

乌梅肉五钱　神曲炒　麦蘖炒，各六钱　人参　干姜炮甘草炙，各二钱

上为细末，炼蜜和丸如梧桐子大，每服三五十丸，食前用米饮汤送下。

治干呕哕或手足厥冷。用橘皮四两，生姜半斤，每用水七盏煎至三盏，去渣，旋温服。

治转食呕吐。用陈蚬壳烧白灰，米饮下，亦治痰饮。

又方

用甘蔗汁七碗，生姜汁一盏和匀，分五服。

又方

治转食。用千叶白槿树花，阴干为末，陈米汤调送三五口，不转，再将陈米饮调药送之。

又方

治翻胃吐血。用蚌粉每服二钱，姜汁米饮调下。

又方

治吐逆不止。用真黄丹四两，研细，用米醋二两同入铫内，煎令干，更以火煅通红，冷后为末，粟米饭为丸如桐子大，醋醪汤吞七丸，不拘时服。

又方

用黑驴尿热饮三盏，不可过多，日二服，病深者七日差。

又方

惟食干饼饵，尽去美饮水浆，药亦用丸，自不反动，调理旬日奇妙。有人三世死于反胃，至孙得此方治效。

咳逆门

橘皮竹茹汤

治吐利后胃虚膈热而咳者。

橘皮三钱　竹茹一钱　人参二钱　甘草炙，□钱

上作一服，水二钟，枣二枚，生姜五片，煎至八分，不拘时服。

半夏生姜汤

治哕欲死。

半夏汤炮□次，六钱　生姜五钱

上作一服，用水二钟煎至一钟，分二服，不拘时服。

柿蒂汤

治胃膈痞满咳逆。

柿蒂五钱　丁香二钱

上作一服，水二钟，生姜五片，煎至八分，食远

热服。

荜澄茄散

治噫气咳逆，亦治伤寒咳逆，日夜不定。

荜澄茄　良姜各二两

上为末，每服二钱，水一盏，煎六分，沸投醋半盏，取出呷之。

治寒气攻胃咳噫。

草豆蔻去皮　益智去皮，各一两　干柿蒂二两

上㕮咀，每服三钱，用水一钟，生姜三片，煎至五分，去渣，不拘时热服。

哮喘门

一方青金丸

治哮喘遇厚味发者。萝卜子淘净，蒸熟晒干为末，姜汁浸蒸饼为细丸，每服三十粒，津下。

杏仁煎

治老人久患喘嗽不已，睡卧不得者，服之立效。

杏仁去皮尖，炒　胡桃肉各等分，去皮

上二味共碾为膏，入炼蜜少许，搜和所丸如弹子大，每服一丸，食后细嚼，姜汤送下。

又方

用知母二两，去皮毛，贝母二两，百药煎二两，共为

细末，将乌梅肉蒸熟捣烂为丸如梧桐子大，每服三十丸，临睡或食后连皮姜汤送下。

定喘汤

白果二十一枚，去壳扎碎，炒黄色　麻黄三钱　苏子二钱　甘草一钱　款冬花三钱　杏仁一钱五分，去皮尖　桑皮三钱，蜜炙　黄芩一钱五分，微炒　法制半夏三钱，如无，用甘草汤泡七次，去脐用

上用水三钟煎二钟，作二服，每服一钟。不用姜，不拘时，徐徐服。诗曰：诸病原来有药方，惟愁齁喘最难当。麻黄桑杏寻苏子，白果冬花更又良。甘草黄芩同半夏，水煎百沸不须姜。病人遇此仙丹药，服后方知定喘汤。金陵有一浦舍用此方治齁疾，无不取效，此其真方也。

又方

胡桃肉一两　细茶末五钱

上和匀，入蜜三四匙，捣成丸如弹子大，不时噙化。

又方

取鸡冠油不拘多少，好酒煮熟，任意食之，更以少少烧酒送下为佳。

老人气喘方

真苏子　白芥子　萝卜子各等分

上洗净，纸上微炒捣碎，每服三钱。用绢包之入汤内煎，当茶服，冬月加生姜二片。

治嗽方

白糖、生姜捣烂，隔一夜露过，白萝卜汤下。

癫痫门

归神丹

治癫痫诸疾，惊悸，神不守舍。

颗块朱砂二两，猪心内酒蒸　金箔二十片　白茯苓　酸枣仁　罗参　当归各二两　银箔二十片　远志姜制　龙齿各一两

上为细末，酒煮糊为丸如梧桐子大，每服二三十丸，麦门冬汤下，炒酸枣仁汤亦可。

镇心丹

治诸痫。

好辰砂不拘多少为细末，猪心血和匀，以蒸饼裹剂蒸熟取出，丸如梧桐子大，每服十丸，食后临卧人参汤下。

虎睛丸

治痫疾发作，涎潮搐搦，精神恍惚，时作谵语。

犀角屑一两　虎精一对，微炒　大黄一两　栀子仁半两　远志去心，一两

上为末，炼蜜丸如绿豆大，每服二十丸，温酒食后送下。

治诸风痫，俗呼马风病。用生白矾一两，研好腊茶半

两，炼蜜为丸如梧桐子大，每服三十丸，再用腊茶汤下，久服其涎自大便出。

黄白丹

治五癫五痫风证。

黄丹　白矾各一两

上用砖凿一窠可容二两许，安丹在下，安矾在上，用木灰五斤煅令炭尽，取出为末，以不经水猪心血为丸如绿豆大，每服二三十丸，橘皮汤下。

治狂言鬼语。用虾蟆一个，烧存性为末，酒调服，效。

治发狂欲走似着邪祟①者。用蚕退纸烧灰，酒调服之。

又方

治癫狂不止，得之惊忧之极者。用瓜蒂半两为末，每服一钱，井华水调一盏投之，即大吐后睡熟，勿令人惊起，即效。

治邪狂癫痫不欲眠，妄行不息。用白雄鸡一只，煮熟，五味调和作羹食之。

又方

用古镜煮汁服，亦治小儿惊邪诸恶疾。

苦参丸

治癫狂发作，披发大叫，欲杀人放火，逾垣上屋。用

---

① 祟：原作"崇"，据文义改。

苦参为末，炼蜜丸如桐子大，每服三五十丸，煎猪心汤下，温水亦良。

通神散

治鬼魅昏迷，不省人事及有风痰壅者。用猪牙皂角为细末，将小管盛药末，吹鼻即醒。

咽喉门

急喉闭方

治缠喉风喉闭，先胸膈紧，蓦然咽喉肿痛，手足厥冷，气不通，顷刻不治。

巴豆七粒，三生四熟，生者去壳研，熟者去壳，灯上烧存性 雄黄皂子大，明者 郁金一个，蝉肚者佳

上三味为末，每服半字，茶调服。如口噤咽塞，用竹管纳药入喉中，须臾吐痰即醒。

喉闭极效方

胆矾、白矾各等分，生用，研极细末，合为一处。如咽喉初觉痛时，用竹筒将此药吹入痛处，闭口，切勿咽下，少时只涎下流。觉药力稍缓，用大温水漱之，如此一二次即消肿痛矣。如觉迟，已成赤紫如皂子大者，此药可日加数次亦能消之，白滚汤可用，忌生冷物。

又方

名冰梅丸。治喉闭十八种俱效。

大南星二十五个，鲜者，切片 大半夏五十个，切，鲜者最佳 皂角四两，去弦净数 白矾四两 盐四两 桔梗二两 防风四两 朴硝四两

拣七分熟大梅子一百个，先将硝盐水浸一周时，然后将药碾碎入水拌匀，方将梅子置于水中，其水过梅子三指为度，浸七日，取出晒干。又入水中浸透晒干，俟药水干为度，方将梅子入瓷器密封之，如霜衣起愈妙。要用时薄绵裹之噙在口内，令津液徐徐咽下，痰出即愈。

治急喉风乳蛾闭塞。用新鲜牛膝根一撮、艾叶七片，捣碎，人乳和再捣取汁。令病人仰卧，将汁灌入鼻内，须臾痰涎即从口鼻出而愈。

又方

用好鸭嘴胆矾盛于青鱼胆内，阴干为末，吹入喉中。

治声哑。甘草、乌梅、桔梗、乌药。

上咬咀各等分，用水二钟，煎至一钟，温服。

治暴失音。用猪脂油一斤入锅，先炼成油，捞出渣，入白蜜一斤，再炼少顷，滤过，净瓷器内冷定成膏，不时挑服一茶匙即愈。无疾亦可常服润肺。

赤咽喉疮。百草霜、枯矾研细末，吹入喉内自愈。

治骨鲠。香椿树子阴干，半碗擂碎，热酒冲调服之，良久即连骨吐出。

又方

以橄榄食即下，或核捣为末，用流水调下。

治鸡骨鲠。用活鸡一只，打死乘热取出腹中鸡肫里面黄皮，洗净，以灯草裹鸡肫黄皮，火上烧成灰，研末，以小竹筒吹喉中，骨鲠即消。不可见肉。

又方

甘草二钱　威灵仙五钱　缩砂三钱

上用水一钟，煎四分，入口噙漱，入喉呵气即愈。

喉中骨碍。草果、威灵仙等分，用沙糖和酒煎服。

诸骨入喉。玉簪花根煮水，入沙糖少许吞下，其骨自化，但不可粘牙。

治缠喉风。以桐油灌之，或灯盏底油灌之，吐出风痰立愈。

又方

治喉闭逡巡不救。用皂荚去皮子，为细末，半两。箸头点少许在痛处，更以醋糊调药末涂项上，须臾便破，血出立效。

又方

用射干，即扁竹叶根也，旋取新者，不拘多少，擂烂取汁吞下，或动脏腑即解，或用酸醋同研取汁噙，引出涎愈。

又方

用嫩艾叶旋取盐汁，逐时吞下亦佳。或用鼓捶草、土牛膝，以二味生捣烂，取汁灌下愈。

又方

治喉间长肿如蒂钟者。以盐煅过，鸡毛蘸敷上即消，不须刺破则伤人。

治缠喉风。用远志去心为末，水调傅项上五遭，最效。

治失音不能言或咯血中风。用槐花新瓦上炒香熟，三更后床上仰卧，随意而食，亦治咯血，热酒调下尤妙。

肉骨并鸡鹅等骨鲠。以狗涎滴入喉间即下。

又方

以橄榄核磨水呷下即愈。

稻芒鲠喉。即以鱼骨在头颈后发际下擦之，即下。

又方

用栗子薄衣烧存性，以鹅毛管吹入鲠处，骨即出。

又方

以白饴糖一块整咽下即愈，稻芒鲠者亦可治。

薄荷点汤

主治风壅咽喉不利，痰实烦渴困倦，头昏或发潮热及一切风痰疮疥，并宜服之。

薄荷叶去土炒用，十两　瓜蒌根生用，一两　荆芥穗生用，四个　甘草生用，五两一分　砂仁生用，三两

上为细末，每四两药末入霜梅末一两，研匀，以瓷器贮。每服一钱，如茶点吃，效难尽述。

喉生瘕。用片脑二分，明矾四分，共为末。以一箸压舌，使不动，一箸攒药抹其上，口含不动，良久唾出，痰多流出即愈。要用药时用盐水洗口。

喉肿痛方

神验。

生半夏三分　明矾二分　片脑一分　麝香七厘

同为末，以槟榔一个，咬在大牙上，令口不得合，以一箸押舌，又以一箸湿水攒药搽痛处，有痰水吐出立愈。

痨瘵门

犀角紫河车丸

治传尸痨，神效。

紫河车此即男女胎衣，米泔水浸一宿，焙干用　龟甲酥炙　桔梗　胡黄连　芍药　大黄　贝母去心　草龙胆　黄药子　知母　败鼓皮心醋炙，各二钱五分　犀角末　蓬术　芒硝各一钱半　朱砂二钱，水飞

上为末，炼蜜丸如桐子大，朱砂为衣。每服二十丸，空心食前温酒下。如膈热，食后服之，三月必平复。其余病证只数服便愈，重病不过一料。

柴前梅连散

治骨蒸痨热，三服而除。

柴胡　前胡　乌梅　胡黄连等分

上㕮咀，每服三钱，入猪胆一枚，猪脊髓一条，韭白童便水煎服。

青蒿膏

治痨瘵。青蒿一斗五升，童便二斗，文武火熬童便减二斗，去蒿再煎一升，入猪胆二十七个，或又加辰砂、槟榔末熬数沸，甘草末收之，用汤调服极妙。

卷之二

诸风门

愈风汤

治产后中风，口噤，手足瘈疭如角弓状。亦治血晕四肢强直。

荆芥<small>略炒为末</small>

上每服二钱，豆淋酒调下，童便亦可，其效如神。

又方

加当归等分，入酒少许，水煎灌下即醒。

按：此方为妇人产后中风而设也。

中风难治之疾，姑备方俟采。

丝瓜子研成浆，加防风、荆芥各一两，升麻五钱。

上剉，姜三片，水一大盏，煎成入丝瓜浆灌下可解。如手足麻痹，用羌、独各七分煎汤洗。

治膝风。陈艾、菊花作护膝，久自除患。

防风、细辛、草乌等分为末，擦靴袜中，能除风湿，健步。

捉虎丹

又名一粘金。

专治风寒暑湿脚气，不问远年近日，一切走注疼痛不可忍。临发时空心服一丸；赶到脚面上赤肿痛不散，再一丸；赶到脚心中出黑汗乃除根。如病在上，食后临卧酒下，自然汗出，定痛为验。及中风瘫痪，麻痹不仁，手足不能屈伸，偏枯，酒下二丸，进二服。初中风不省人事，牙关不开，研一丸酒调灌下，一醒是验。

白胶另研　草乌去皮脐　五灵脂　地龙去土　木鳖子槌去油，各一两半　乳香　没药　当归各七钱半　麝香二钱五分　京墨烧烟尽，一钱半

上为末，和匀，糯米粉糊丸芡实大，温酒研化一丸，神效。

石膏散

治卒急中风痰厥，舌强不语，不知人事。石膏醋淬七次，不拘多少。

上为细末，每服二钱，温水调灌即醒。

独活酒

治中风遍身尽冷，口噤不知人者。

独活四两，去芦

上用好黄酒四大盏煎，分二三次热服。

苦参丸

治狂邪发恶或披头大叫，欲杀人，不避水火。

苦参不拘多少

上为细末，炼蜜为丸如梧桐子大，每服二三十丸，薄荷汤下。亦治伤寒汗后口发狂言，并皆服之。

神柏散

治中风不省人事，涎潮口噤，语言不出，手足軃①曳，得病之日便进。此药可使风退气和不成废人，卒有此证，无药去处用。

柏叶一握，去枝　葱白一握，同根

上㕮咀②，无灰酒一大碗煎一二沸，去滓，温服。不饮酒须分四五次。

芦草神方

治破伤风有回生之功，此药甚效。

藜芦一两　甘草五钱

上大暑前刨取藜芦，阴干去须。用防风二两熬水，将藜芦洗过，用木甑蒸讫，晒干。照前再洗，再蒸再晒，如此者三遍，剉碎，用砂锅炭火上焙黄色，同甘草捣为末收贮。如遇有破伤风或牙关紧闭，发搐不止，大人称三分，用好黄酒半钟调服。如发搐重者，四分。小儿称一分或一分半，皆用好黄酒调服，少顷吐痰一碗或二碗许。若发渴，用米饮补之。孕妇不可服。服药时封闭门窗，服药后忌生冷三二日。

---

① 軃（duǒ 躲）：下垂。
② 㕮咀：原作："咀㕮"，据文义乙正。

疏风顺气丸

专治三十六种风，七十二般气，去上热下冷，腰腿疼痛，四肢无力，多睡少食，渐渐羸瘦，懒动，颜色不完，赤黄恶疮，口苦无味，积年癖块。男子伤虚，女人无嗣，久患寒热疟疾，吐逆泻痢，便成痨瘵，百节酸疼。初生小儿、百岁老人皆可服之。

大黄五两，用酒洗过，蒸黑色　麻仁微炒，剉去壳，取仁，二两　山茱萸酒浸，取皮，二两　山药二两　郁李仁汤去皮，二两　菟丝子淘浸，酒煮，二两　独活一两　牛膝酒浸，二两　枳壳去瓤，面炒，一两　槟榔二两　车前子酒浸，二两半　木香五钱　木瓜二两，酒浸　防风二两，酒浸

上为末，炼蜜为丸如梧桐子大，每服三五十丸，茶酒任意下。百无所忌，平旦、临卧各一服，大能补精驻颜，疏风顺气。

此方出《医林集要》"脚气门"，专以大黄一味为君，以麻仁、槟榔等八味为臣，而以枳壳、独活二味为佐使。本方大黄原是五两，盖中年以后之人过用厚味酒肉，多有痰火，且不能远房事，往往阴虚火动，动则生风，医书所谓一水不能服五火是也。故此方惟降火疏风为主，后人不知立方之旨，恐其性太猛，乃以五两改作五钱，而又妄加当归、地黄等三味，使古方服之无效，甚可叹也。

大神效活络丹

治风湿诸痹，筋骨疼痛，清心明目，宽胸，益血养

气，暖膝腰臂疼痛，口眼㖞斜，行步艰难，筋脉拘挛。年四十以上每服一丸，至老不生风疾，大效。

白花蛇酒浸，焙干　乌稍蛇酒浸，焙干　麻黄去节　防风　甘草炙　官桂去粗皮　草豆蔻　羌活　玄参　天麻　藿香去土　何首乌　白芷　黄连　黄芩　熟地黄酒浸　大黄　木香以上各二两　细辛去土　赤芍药　朱砂另研　没药另研　丁香去土　僵蚕炒　天竺黄　败龟板酥炙　乳香另研　虎胫骨酥炙　人参去芦　天台乌　安息香　青皮　黑附子炮去皮脐　香附子　白豆蔻　骨碎补　茯苓去皮　白术　当归酒浸　沉香以上各一两　全蝎二两半，去毒　葛根一两半　威灵仙酒浸，二两半　血竭七钱半　犀角屑　地龙去土　麝香另研　松香脂去土，各五钱　两头尖酒浸，二两　贯芎二两　牛黄二钱半，另研　片脑一钱半，另研　金箔为衣

上五十二味为极细末，炼蜜为丸如弹子大。每服一丸，细嚼，温酒或茶清晨送下，随病证上下，食前食后服之。如头风，擂茶送下。

豨莶丸

专治肝肾风气，四肢麻痹，骨间疼痛，腰膝无力，亦能行大肠气，治三十六般风甚效。此草处处有之，俗呼为火杴草。其叶对节而生，叶似苍耳，春苗秋花末结实。法用五月五日、六月六日、九月九日采叶，净洗曝干，铺入甑中，用好酒拌蜜层层匀洒蒸之，复晒干。如此九次，碾末炼蜜为丸如梧桐子大。每服四十丸或五十丸，空心无灰

好酒下。昔益州张乖崖咏进豨莶表云：谁知至贱之中乃有殊常之效，臣服至百服，眼目清明；至千服，髭鬓乌黑，筋力矫健，效验多端。臣本州都衙门罗守，曾因中风坠马，久瘠不语，只十服，其病痊可。又僧严智，年七十忽患偏风，口眼歪斜，时时吐涎，臣与药十服亦痊。后丁石湖每岁制合施人，无不应效，乃知乖崖之言不为虚。

治鹤膝风。头酒糟四两，肥皂二个，去子，皮硝一两，五味子一两，去灰，砂糖一两，姜汁半茶钟调和敷膝上。如干，加烧酒搽，搽十日就愈。

苍耳丹

治手足风湿疼痛。

取苍耳草去根，不拘多少，水洗净，少干，不犯铁器，截断捣取自然汁。去茨渣，夏布漉过，桑柴火慢熬成膏。膏将成如稠粥时，约膏一斤入蜂蜜四两，木瓜末二两和匀，又入自然姜汁，二两，同和取起，以新瓷罐盛之。食前白汤或酒下二三茶匙，日服二三次。以甜物压之，汤漱口，旧疾可愈。姜汁熬久则苦难服，或随宜作丸吞之。

治头风鼻流涕神效方

辛夷仁一两　枇杷花一两

上为细末，用醋酒调服或擂亦可。

史国公药酒方

臣谨沐圣恩，叨居相职，节宣不谨，遂染风疾。半体偏枯，手足拘挛，不堪行步，医十年全无寸效，乞骸归里，广访名医。至元十七年三月中，驿道获异人面臣疾，传以神方，大臻灵验。臣依方浸酒，末服之，先非人扶不能起，及饮一升便手能梳头，服二升手足屈伸有力，服三升言语舒畅行步如故，服四升肢体通暖，百节遂和，举步如飞，其效如神。乞颁行天下，黎元咸臻寿域。

防风去芦，二两，治四肢骨节疼痛，浑身拘急 秦艽去芦，二两，治四肢拘急，言语蹇涩 萆薢二两，酥炙，治骨节疼痛 羌活二两，治风湿百节疼痛 川牛膝去芦，二两，治手足麻痹，腰膝痛，补精髓，行血脉 虎胫骨二两，酥炙，退骨节中毒，壮筋骨 鳖甲二两，九肋者佳，治瘫痪 晚蚕沙二两，炒黄色，治瘫痪，百节不遂，皮肉顽麻 当归三两，补血生血 苍耳子四两，槌碎，去风湿骨节麻木 枸杞子五两，炒，治五脏风邪，补肝肾，明目 油松节二两，槌碎，壮筋节 干茄根八两，饭上蒸熟，治诸毒气，风湿在诸骨节不能伸 加杜仲三两，姜汁拌炒，去丝 白术去芦，二两

上各㕮咀，盛布袋中，入大坛内，入好酒三十五斤，封坛口，浸十四日满，将坛入水锅悬煮一时，取坛入土内埋三日去火毒气。每日清晨、午后各服五七钟，大有补益。

菖蒲酒

主十二痹，通血脉，调荣卫，治骨立①瘵黄，医所不

---

① 骨立：形容人形貌极其消瘦。

治者。服经百日，颜色丰足，气力倍常，耳目聪明，行及走马，发白更黑，齿落再生，昼夜有光，延年益寿，久服得与神通。

上用菖蒲削治，薄切曝干，一斗，生绢袋之。以好酒一石入不津瓮中，安药囊在内，蜜封泥，百日发视如绿叶色，复炊糯米二斗，纳酒中再封四十日便漉去渣，温饮一盏，日三服。其药渣曝干捣罗为末，酒调一钱服之尤妙，一切三十种风有不治者悉效。

治中风口噤不得通，痰不得出，药不能进，若非急救，开其牙关，岂能进药以缓救之耶。用明硼砂一二两浸在好醋内，愈久愈好，若遇前症，取一二钱研碎，揩于牙齿边，登时拨开则气通痰出，药可进而病可愈也，至验。

治中风心烦恍惚，或腹痛，或绝而复苏。用灶中对锅底土一块，研碎水调服。口噤者，强开灌之，得入下便效。

又方

卒中风不语者，用竹烧沥灌之。久不省人事，用香油或姜汁灌之，愈。

又方

中风痰壅不省人事者，用白矾二钱为末，生姜自然汁调灌之。

又方

治瘫风瘓风大风一切诸风，仍治脚气并攧扑折伤及破伤风，服过百粒即为全人。用紫色浮萍，七月半摘取择净者，不拘多少，以盆盛水，以竹节盛萍，搁于水盆上，晒干为细末，炼蜜丸如弹子大。每服一粒，豆淋酒，空心或食前化下。

造豆淋酒法：用黑豆半升洗净，炒令烟出，以无灰酒三升浸一昼夜。去豆，将酒用之，亦可常服。

又方

治暗风倒地。用北细辛为末，每挑一字搐鼻中。

又方

治中风失音。白僵蚕七枚为末，酒调服。

又方

产后中风不语，角弓反张。用大蒜三十瓣，水一碗，煮半碗灌下。

治暗风及惊气入心，口暗不能言。蜜陀僧研细末，每服一钱，茶汤调下。

又方

治口眼㖞斜。用蓖麻子去壳研碎涂在手中心，以一盂子置在手心，蓖麻子上用热水贮盂中。口正则急取盂子，右歪涂左手心，左歪涂右手心。口眼才正，急洗去药，或随病处贴亦可。

又方

瓜蒌擂烂绞取汁，和大麦面搜作饼子，炙令热熨。如正便止，不令大过。

又方

大鳝鱼一条，以针刺头上血，左歪涂右，右歪涂左。以平正即洗去鳝鱼，放之则不发。

又方

大风癞疾。用炼成松香白色者，不计多少捣研，炼蜜和丸如桐子大。每服食前蜜汤下一十丸，一月后大效。

治紫白癜风。用秃菜根同白矾、五倍子、无名异和醋捣碎，先以苎麻刮热，以药擦之三四次，绝根。

治赤白癜风。先用生姜切开于上擦红色，次用海螵蛸三个擂烂，入硫磺一两，用好醋煎如泥，敷上三五次即愈。

治破伤风牙关紧急，四肢强直。用鼠一头，连尾烧作灰研，以腊猪脂调傅。

治破伤风浮肿。用蝉壳为末，葱涎调傅破处，即时取去恶水，立效。或用鱼胶一钱溶化封之，又以酒调服一钱，或用路行人粪下土调傅之。

如圣散

治男子妇人手足拘挛，半身不遂，口眼歪斜，并骨节酸疼，一切风疾。又名舒筋散。

当归酒洗，焙　肉桂去粗皮　玄胡索炒，各等分

上为细末，每服三钱，温酒调下，空心、临卧各服。除孕妇莫服。

八味顺气散

治中风，先宜服此药以顺其气，次用治风之药。

白术　白茯苓　青皮去瓤　白芷　陈皮去白　乌药　人参各二钱　甘草炙，一钱

上㕮咀，分二贴。水二钟煎至八分，去渣，食远服。若痰盛，加半夏二钱，生姜三片。

星香汤

治中风痰盛，服热药不得者。

南星六钱　木香不见火，二钱

上㕮咀，作一服。水二钟，生姜七片，煎至一钟，不拘时服。

牛黄清心丸

治诸风缓纵不随，语言謇涩，痰涎壅盛，心怔健忘，或发癫狂，并皆治之。

羚羊角镑，另研　麝香另研　龙脑另研，各一两　人参去芦　蒲黄各二两半　白茯苓去皮　芎䓖　柴胡　杏仁另研桔梗各一两，二钱半　防风去芦　白术　白芍药　麦门冬黄芩各一两半　神曲二两半　当归洗，一两半　阿胶炒　大豆黄卷　肉桂各一两七钱半　干姜七钱半　牛黄一两二钱，另研犀角二两，另研　雄黄八钱，另研　金箔一千二百箔，内四百为衣　甘草五两　干山药七两　白敛七钱半　大枣一百个，另研

上除大枣、杏仁、金箔、羚羊角、犀角、麝香、龙

脑、雄黄另研，余药别研为细末，入羚羊角等药七味入内，再研和匀。将大枣煮熟去皮核，捣烂如泥，同炼蜜为丸，每一两作十丸，金箔为衣。每服一丸，食后温水化下。

青州白丸子

治男子妇人手足瘫痪，风痰壅盛，呕吐涎沫及小儿惊风，并皆治之。

南星生用　白附子各二两　川乌头半两，去皮脐　半夏七两，水洗过

上碾为细末，以生绢袋盛于井华水内，摆出未出者，更以手揉令出，以滓更研，再用绢袋摆尽为度。于瓷盆中日晒夜露，每旦换新水搅而复澄。春五夏二、秋七冬十日，去水晒干，如玉片碎，以糯米粉煎粥清为丸如绿豆大。每服二十三丸，生姜汤送下，不拘时服。如瘫痪风湿，酒送下；小儿惊风，薄荷汤下三五丸。

三圣散

治中风舌强不语。

没药研　琥珀研，各二半　干蝎七枚，全者，炒

上为细末，每服三钱七分，鹅梨汁半盏，皂角末一钱七分，浓煎汤一合，与梨汁相和调下，须臾吐出涎毒便能语。

琥珀寿星丸

治心胆被惊，神不守舍，或痰迷心窍，恍惚健忘及风

痫等证。

天南星一斤，掘坑深二尺，用炭火五斤于坑内烧熟红，取出炭，扫坑净，用好酒一升浇之，将南星趁热下坑内，用盆急盖讫，泥壅合，经一宿开，取出再焙干为末。入琥珀四两，研末　朱砂一两，以一半为衣

上三味和匀，用猪心血三个，生姜汁打面糊，将心血和入药末，丸如梧桐子大。每服五十丸，煎人参汤空心送下，日三服。《局方》用南星一斤，朱砂二两，琥珀一两，无猪心血。

玉真散

治破伤风发搐，神效。

南星炮　防风去芦头，各等分

上为末，每服二钱，生姜酒调服，仍以药贴伤处。若牙关紧急，角弓反张，用童便酒调灌下。

治遍身风。采金银花连根一二担，阴干，用斤余切碎，浸酒服，其余煎极热汤熏及洗。

克痰散

治大人小儿痰风，口眼歪斜，迷塞不语。

焰硝八两　青硼砂四两　珍珠四钱

先将硝以河水熬三遍，净八两，共三味一起放砂锅，河水细细添煮，发红色，倾石板上收起。每服大人一钱，小儿五分，浆水送下。全在火候，得法不老不嫩为妙。

治紫白癜方

川白附子二两　雄黄五钱　密陀僧三两，水澄清

用茄子汁和调，搽上二匕效。

治破伤干甲风。用蛴螬虫，冬月于破烂草房及粪内寻有，将嘴微掐，令出水，于疮干处周遭搽之，被覆避风，汗出无恙。

诸寒门

熨法：治三阴中寒，一切虚冷厥逆呕哕，阴盛阳虚及阴毒，伤寒四肢厥冷，脐腹痛，咽喉疼，呕吐下利，身背强，自汗，脉沉细，唇青面黑，诸虚冷证皆亦用之。

肥葱细切，剉　麦面各三升　沧盐二两

上三件，入水一大盏同和匀湿，分作二次于铛锅内同炒极热。用重绢缝作二包，将一包热熨脐上，冷更易一包。葱包既冷，再用盐水拌湿炒焦，依前用之至霉烂不用，别取葱麸日夜不住相续，至身体温热，脉壮，阳气复来而守正气，养之和之。

治感冒。三日内用花椒一撮，水二碗煎一碗，下蜜四茶匙，热服出汗。

神效沃雪汤

治伤寒阴阳二证未辨，时行疫疠，恶气相传，服之如汤沃雪，此药功力不可具述。

苍术坚者，泡割去皮　干姜炮　甘草炙，各六两　厚朴去皮，姜制　防风嫩者　白芍药去皮　葛根各四两

上㕮咀，每服四钱，水二钟，煎至八分，去滓热服之，不拘时服，少顷取生姜葱作羹，或粥投之，避风坐卧，身体微润即愈。如疫气正相传染，清晨进一服为佳。

桔梗枳壳汤

治结胸心下痞欲死者。

桔梗炒　枳壳炒　甘草炙，各二钱

上㕮咀，作一服，水一盏半，生姜三片，煎至七分，去滓，不拘时服，或不用生姜亦可。痰多加半夏、生姜，有热加黄芩。

百合知母汤

治百合，伤寒已经汗后，病人欲食复不能食，常默默欲卧，复不能行，有寒如无寒，有热如无热，饮食或美、不美。如强健人而卧不能行，口苦，小便赤，药入口即吐利，此因虚痨大病之后不平复，变成此疾，名百合病，宜服。

百合七枚　知母一两

上先将百合擘碎，用新汲水二盏浸一宿，当有白沫出，去却沫水了，却用新汲水二盏煮百合，取汁一盏，去渣，盛于净器中。又将知母亦用新汲水二盏煮取一盏，去渣，后将百合、知母汁相和同煎取一盏，不拘时，分作二

卷之二
九五

服服之。

百合散

治伤寒百合病，一月不解，变如渴疾。

百合　瓜蒌根各一两①　牡蛎煅为粉　麦门冬去心，焙
山栀仁各七钱半　甘草炙，半两

上㕮咀，每服五钱，水一盏，入生姜三片，竹叶十四
片，煎至六分去粗，不拘时服。

栀子豆豉汤

治发汗吐下后，虚烦不得眠，反复②颠倒，心中懊恼，
此药主之。

肥栀子四个　香豉半两

上作一服，水二钟，先将栀子煎至八分，入豉同煎至
七分，不拘时服。

治伤寒时疫及伤风，初觉头痛身热。用带根葱头十
茎，切碎，以醋一盏。煎稀粥饮一碗，乘热吃下，以被盖
汗出即解。

又方

治伤寒已发汗未发汗，头痛如破。用生姜二两，连根
葱白半斤，用水二碗煎令减半，去渣，分三服。

治伤寒鼻中出血不止。用茅草花一大把，无花用根，

---

① 两：原脱，据《太平圣惠方》卷十三补。
② 复：原作"发"，据《伤寒论》卷五改。

以水煎浓汁，食后服。

又方

治阴证大效。用葱白一大握，用纸卷紧，却以快刀切齐一指厚片，安于脐上，以热熨斗熨之，待汗出为度。一片未效，再切一片熨之。

又方

治阴毒伤寒。用芥菜子末新水调如膏药，贴脐上，汗出为愈。

又方

治时行病后犯房劳，病复发。男病以妇人裤裆烧灰汤调服，女病以男子裤裆烧灰汤调下。

又方

伤寒戒忌，病新瘥后，但少吃糜粥，常令少饥，不得饱食，反此则为食复，不得早起梳头洗面，不得多言劳心费力，反此则为劳复。及瘥后百日内气体未得平复，犯房室者死。又切忌食羊鸡狗肉肥腻，诸骨汁及腌藏鲊脯油饼面，食之再发。

如伤寒犯肉伤积食畜血，小腹硬胀不能言语，神思尽脱，两目直视，手足僵仆，难以下药者，急将紫苏煎滚热汤，用手巾泡热，取起绞干，摊在肚腹及小腹上，令人将手在手巾上与他轻轻揉运。如手巾渐冷即再换，泡热手巾，连连再三揉运，待他宿粪硬块或积血自下，才可看脉下药。如肛门口粪结不通，再将蜜箭导之，须待宿粪或积血下后，然后看脉察症医之，庶不误用了药，此法最稳当，屡试屡验。

又伤寒病症，倘地方无明医可请，切勿凭庸医乱用药剂，误用了药反致坏事。须是避风并戒饮食，谨静自守，待七日后，其病传遍经络，虽不服药，亦自痊愈，只是多费两日守待之功夫而已，却无害也。古语云伤寒不服药为中医，正谓此耳。

真金不换金正气散

治四时伤寒，五种膈气。和脾胃，止吐泻，温中下痰饮，止腹痛腹满，吞酸，噎痞噎塞，干呕恶心，内受寒湿，外感风邪，身体沉重，股节酸疼，头昏鼻塞，未分阴阳之间，尤宜服之，则气自正而病自退，又能止汗，解山岚瘴气，八般瘴疾，遍身浮肿，五痨七伤，或风气所灌，手足肿痛，全不思饮食如妇产前后，皆可服饵，霍乱吐泻，心腹疼痛。又治脾气虚弱，脏腑时鸣，小儿脾胃不和，时气诸疾及治四方不服水土。凡过岭南，此药不可缺。

厚朴去粗皮，以生姜自然泔①浸十宿　半夏汤洗七次，姜汁浸，晒　陈皮去白即橘红　甘草　藿香叶去梗土，净洗　苍术去皮，米泔水浸　草果子去皮

每一件各三两，先用锅炒厚朴令香，次入苍术炒令紫色，又入半夏炒香热，再入甘草炒黄，又入橘红炒碎，方

---

① 泔：疑为"汁"之误。

合药再炒热，擦开众药，安藿香叶在中心用药包裹上，约藿香叶干方可取出，同草果为散，加姜枣煎，空心常服。煎时不犯铜铁器，此不换真方也。大人每服七钱，小儿随年岁加减，煎用水二钟熬至九分钟。林丰瀛传。

治阴证极效方

以芥菜子七钱，干姜三钱，二味为细末，用水调成厚饼子作一次用，贴在脐上，手帕缚定，上放些盐，以熨斗熨之数次，汗出为度。

四季感冒方

苍术米泔水浸过，三钱　甘草三分　姜五大片　连须葱五根

春夏加荆芥穗一钱五分，秋冬加防风一钱五分

上水煎，服毕用被盖，体有汗即可。

治永不再感冒。白芥菜子真者三钱　甘遂生用　红芽大戟各一钱

上碾末，面糊为丸如梧桐子大。夜间上床之时坐服，姜汤送下。人壮服十二丸，弱者服七丸或八丸九丸。服后至鸡鸣时浑身骨节动响，早饭时大后行一次，亦不须再补。其药随丸随服，久丸不效。

中暑门

香薷饮

一切暑热腹痛，霍乱吐利，烦心等证。

香薷一斤　厚朴姜制　白扁豆各半斤

上咬咀，每服三四钱，水二钟煎八分，不拘时服。加黄连四两，名黄连香薷饮，最解秋暑。

辰砂益原散

治伏暑烦渴引饮，小便不利，心神恍惚。

辰砂三钱　滑石六两　甘草一两

上为细末，每服三钱，不拘时，白沸汤调下。

救夏月途中热死者，不可用冷水灌沃及以冷物逼外，得冷即死。宜移置阴处，急取路上热土于死人脐上作窝，多令人尿溺于脐中。又取路上热土并大蒜同研烂，水调去渣灌下。

又方

浓煎灰藋汁一碗，灌之即活。或车轮土五钱，冷水调，澄清服效。

十味香薷饮

消暑气，和脾胃。

香薷一两　人参去芦　陈皮去白　白术　黄芪去芦　白扁豆炒去壳　甘草炙　厚朴去皮，姜汁炒黑色　干木瓜　白茯苓去皮，各五钱

上为末，每服二钱，热汤冷水任调下。

代茶汤

夏月服之以代茶，健脾止渴。

白术一钱五分　麦门冬一钱，去心

上煎作汤代茶服，此一盏可当茶三盏。夏日吃茶水多，必至泄泻。白术补脾燥湿，麦门冬生津止渴也。

中湿门

防己黄芪汤

治风湿相抟，客于皮肤四肢，少力，关节疼。

防己三钱　黄芪四钱　白术三钱　甘草一钱

作一服，水二钟，生姜二片，红枣一个，煎至一钟，不拘时服。

除湿汤

治寒湿所伤，身体重着，腰脚酸疼，大便溏泄，小便赤涩。

半夏曲炒，一钱半　厚朴姜制，一钱半　苍术米泔水浸，二钱　藿香一钱　陈皮去白，一钱半　白茯苓去皮，二钱　白术二钱　甘草一钱

作一服，水二钟，生姜七片，红枣一枚，煎至一钟，食前服。

瓜蒂搐鼻法

治伤湿鼻塞头痛。

上用甜瓜蒂为末，令病人口含水，搐一字在鼻中，流出黄水，效。

治湿气流注之处痛不可忍。将金银花并叶，和酒糟研

烂，用净瓦摊放火中烘热敷患处，立愈。

又方

用白凤仙花，每朝取九朵，口嚼，将温酒送下。又治遍身湿痛。

又膏药方

将带皮生姜自然汁一碗并葱汁一碗，葱连青带须用，加牛皮胶半斤，慢慢火熬成膏子，入麝香一钱在内，用布摊膏药贴痛处，收出他湿水如汗即愈。

四制丸

滋阴降火，开胃进食，尽除周身之湿。

黄柏四斤，成片。一斤酥炙一十三次，一斤人乳浸一十三次，一斤童便浸一十三次，一斤米泔水浸一十三次　无油苍术一斤。四两川椒炒，四两破故纸炒，四两五味子炒，四两川芎炒

上去炒药四味，用苍术同黄柏①为末，炼蜜为丸如梧桐子大，每服三十丸，早酒下午茶汤下，晚白汤下。黄柏用六斤，刮去皮四斤。苍术用斤半，粳米泔浸过，刮去皮，净一斤。

山精丸

健脾去湿，息火消痰。

苍术一斤，先用米泔浸三日，竹刀刮去粗皮，阴干用　桑椹

---

① 柏：原作"白"，据文义改。

子一斗许，取汁去渣，将苍术浸入水内令透，取出晒干，如是者九次。用木杵捣为细末，听用　枸杞子一斤　地骨皮一斤

上俱干研为细末，与苍术一并细捣滤过和匀，炼蜜为丸如弹子大，每服一丸或二丸，白沸汤下。

治湿神效火龙膏

生姜自然汁二瓯，用大铁勺熬作一瓯。牛皮胶明亮者二两，用一盏水熬化。麝香真正者二钱研细。

上将胶汁倾入姜汁内再煎，待稠黏，将麝香末搅入。俟温暖适宜，却量手足湿痛处，长短阔窄均匀摊开，冷定自然粘贴衣被，不必用油纸。七八日后渐次脱去，如前法再熬贴，不过六七次自愈。

治湿神效煮酒方

五加皮三两　宣木瓜三两

上用无灰酒三大壶入小瓷瓶内，将前药咬咀，亦入瓶内，坐放滚锅中，待酒数沸取出，冷一宿。空心饮六七杯，不过五七瓶，无不愈者。

治男女下部湿痒。用蛇床子煎汤洗即愈。

治风湿痹四肢拘挛。用苍子三两为散，一小碗半煎去渣，分作三服。或为细末，米糊丸如梧桐子大，每服五十丸，温酒吞下。

又方

治手足为风湿所伤，无有脚气，用晚蚕沙以米醋拌

炒，令热，用绵絮包熨之。

五痹汤

治风寒湿气客留肌体，手足缓弱，顽麻不仁。

片子姜黄一两　羌活　白术　防己各一两　甘草炙，
五钱

上㕮咀，每服四钱，水盏半煎至一盏，去滓。病在上，
食后服；病在下，食前服。

黄疸门

白玉散

治酒疸食黄。

黑牵牛　甘遂各等分，二次用

上药先将水半碗入锅煮一沸，五更时煎服。

治黄疸、黑疸、酒疸。用猪油八两，乱头发如鸡子大
二块，同煎，临服绞去发，分二服，病从小便出，愈。

治黄疸。用丝瓜连子烧灰为末。因面得病，面汤下；
因酒得病，酒下。数服可愈。

又方

治黑疸多死，宜急治之。用土瓜根一片捣碎绞汁，顿
服，当有黄水从小便出，更服。

又方

通身黄肿。用瓜蒂焙干三四钱为细末，每服半字，于鼻
内吹上。一日一度，并三日。如不愈，用黄芩末煎汤下五钱。

又方

治黄疸身眼如金色者。用东引桃树根一握，如箸头大者，切细，以水一碗煎取半碗，待温空心顿服。后三日，其黄色渐散，可时时饮清酒一盏，则眼中易散。忌食猪鱼肉，麸面煎物，修合时不可使妇人鸡犬见之。

又方

治食劳身目黄者。用皂矾不以多少放沙锅内，木炭烧通赤，用米醋点赤色为末，枣肉为丸如梧桐子大，每服二三十丸，食后姜汤下。

又方

治酒疸。用田螺七枚，水养去土，槌碎取螺头，切碎，以热酒浸服，或用田螺煮服。

治五疸。柳枝、车前草、山茵陈各等分，上㕮咀，每服一两，用井华水煎服。

治黄病爱吃茶。

白术炒　苍术米泔浸，各三两　软石膏煨，二　白芍药炒
黄芩各一两　薄荷叶一两　牛胆南星　陈皮各一两

上为细末，砂糖水调神曲糊为丸如梧桐子大，每服五六十丸，砂糖水下。

治黄病吃壁泥。

黄泥一斤　砂糖四两，和泥炒干

上为细末，黄连膏为丸如梧桐子大，每服五六十丸，空心糖汤下。

治黄病吃生米。

陈皮　白芍药　神曲　麦蘖　山楂　茯苓　石膏各一钱
厚朴七分　苍术一钱三分　白术一钱五分　藿香五分　甘草三分

上咬咀，每服水二钟煎八分，临时加砂糖、蛤蜊，食前服。

下血门

神异方

用密节黄连，不拘一斤二斤，刮洗尽用。韭菜铺甑中，一层菜一层连，铺完韭菜覆之，蒸令菜黄为度，研为细末，罗过，入猪脏内，两头扎了，以韭菜厚铺甑底，置脏于菜上，仍用韭菜厚蒸，令菜黄为度。又更又蒸，如此八次，合前九蒸，用头发洗尽烧灰，一斤连末用灰一两，二斤用灰二两，同脏捣烂为丸如梧桐子大，用滚水点盐少许下，每服三钱即止。如仍发再服三钱，立止，永不发。

槐花散

治便血。

槐花微炒，一两　红花酒炒，二钱

上为细末，每服二钱，白滚汤下。

治肠风下血方

橘红二两　黄芪一两，火蜜炙　威灵仙二两　何首乌二两
椿根白皮二两，蜜拌炙　黄连二两四钱　地榆二两

各为细末，用陈老米面，荷叶包，蒸熟为丸。如干，加陈米汤米醋少许为丸绿豆大。每服五六十丸，空心服，屡验。侧柏叶煎汤或白滚汤送下，日服三次。

又方

四物汤加好三七五分，水一钟，煎六分，空心服。忌胡椒葱蒜、煎炒、恼怒。

四制脏柏丸

治内痔或有血，服此内消，效验。

上好川黄柏，厚者去粗皮，净者一斤。切片，分作四处，四两用人乳半碗拌之，四两用盐，四钱和水半碗拌之，半时炒，四两用蜜水半碗搅匀拌之，四两用无灰酒半碗拌之。俱要候水微干，炒脆为度。

破故子净者八两，童便二碗浸一宿，次日煮干炒脆　槐角子净者八两，酒浸一宿，炒得如法

共为细末，和匀，用雄猪大肠一条洗净，煮烂捣如泥，和前药末再捣。如干，加炼蜜和为丸，每日白汤空心送下二钱。忌煎炒糟物动火热物。如肠风下血者，服之一月愈；有内痔者，服二月渐减。其功不可尽述。

又方

用生芝麻一升，拣净，日逐徐徐嚼服，吃完一升即愈。

槐花散

治肠风下血，脏毒。

槐花二两，炒　柏叶二两　荆芥二两　枳壳二两，麸炒

上为末，每服三钱，米饮空心调服或酒调下。

又方

治粪前有血，面色黄。石榴皮不拘多少，上为末，煎茄子汤调一钱服。

又方

治粪后下血不止。茶叶不拘多少，上以生姜汁三合和服。服脏连血止后，仍服四味膏。

天门冬二斤　麦门冬二斤　生地黄二斤　熟地黄二斤

上各味照常制法制过，各另用水煎成膏，将四味膏合之，入蜜二斤共煎，以滴水中成颗为度，用瓷罐盛之，每清晨用数匙调煎水服。

治肠风下血。乌梅一两，白芷一两，煅存性，空心米饮调服。

治下血极盛且久者。采槐树上所生如皂荚形者，名槐角，数百枚，入赤土中一宿。然后取去，洗净复入牛胆内，吊于风前，四十九日取出洗净。每空心及临卧各吞七枚，月久其痛自愈。

槐柏丸

扁柏叶铺在下，槐角在上，火蒸一度，将扁柏丢去，将槐角晒干，承露一霄①。明日再采扁柏，再蒸再晒再承

---

① 霄：通"宵"，夜间。《说文通训定声·小部》："霄，假借为宵。"《吕氏春秋·明理》："有昼盲，有霄见。"高诱注："霄，夜。"

露，共九次。将槐角研细，蜜为丸，随时服数十丸，能去一切火，并治血痔肠风如神。

治尿血。用蛤蟆衣草捣汁，空心服，或用淡豆豉一撮煎汤服。

治大小便下血。用乱发烧灰研碎，酒调服二钱。

治肠风下血。用炒槐花、荆芥穗等分酒调，亦治泄泻。

又方

用猪大脏一个，瓤胡荽在内煮食。

又方

用茄叶烧存性，米饮调下。

又方

用柏子仁十四枚，捻破盛绢囊内，好酒三盏煎至八分，初服反觉加多，再服立止。非饮酒而致斯疾，以艾叶煎汤服，效胜如他药。

又方

用椿根白皮北行者，去粗皮，酒浸晒干为末，枣肉为丸如梧桐子大，每服三五十丸，淡酒送下。

治痔疮下血。用马齿苋洗去土，捣碎绞汁，缓火煎成膏，停冷，每日取少许作丸纳所患处。

吐血下血，其证皆因内损或因酒色劳损，或心肺脉破，血气妄行，血如涌泉，口鼻俱出，须臾不救。

侧柏叶蒸干　人参焙干，各一两

上二味为末，每服二钱，入飞罗面二钱，新水调和如稀糊服。

又方

用荆芥一握烧过，盖在地上出火毒，碾如粉，陈米饮调下三钱，不过二服。

又方

用釜底墨研如粉，服三钱，米饮下，连进三服愈。

又方

治大便小便有血。茱萸共黄连同炒不同研，粪前茱萸酒，粪后酒黄连。制法：茱萸一两，黄连一两，共一处，用酒泡三日夜取出，同炒干各为末。

茱萸丸

治小便血，用泡药酒打糊为丸梧桐子大，每服五十丸，空心温酒下。

黄连丸

治大便下血，仍用泡药酒打糊为丸梧桐子大，每服五十丸，空心温酒送下。

七物方

绵花核灰用绵花核一二升，拣净将火煅过，候冷碾为极细末，筛出，称一两，用纸包好安在地上，用碗盖一日一夜取起　槐花米拣净，炒黄色，碾为细末筛出，净三钱，听用　五倍子炒黄色，碾为细末筛出，净称三钱，听用　地榆炒黄色，碾细末筛出，净称一

钱五分　柿饼去底核，用火煅过，碾为细末，称三钱　甘草炒黄
色，碾细末，净称一钱五分　胡黄连用热酒煮一时，取起晒干，碾
为末，只用三分

以上共灰二两一钱三分，合为一处和匀。每服二钱，
空心，用无灰酒调和饮下，只服三次。最甚者每服加一
钱，其血即止不发矣。

治肠风下血，不拘大便前后俱治。桃根、柳根、桑
根、柘根、臭椿根、楝根，将六根剉碎，以水锅内熬了，
露一宿，明日再熬滚，盆盛，熏洗三四次即愈。

吐血门

四生散

治凡吐血，阳乘于阴，血热妄行。

生荷叶　生艾叶　生地黄　生柏叶

上研细为丸鸡子黄大，每服一丸或煎或温汤化下。

藕汁饮

治吐衄血，血不止。

生藕汁　大蓟汁　生地黄各三钱　生蜜一匙

上件药汁调和令匀，每服一小盏，不拘时服。

吐红方

韭菜根，净，石臼木杵捣烂，入童便在内，却用布绞
去渣，只将汁与便瓷罐盛之，置火边令热浊者居下，不

用，只取其汁，使之清者，服之甚效。

又方

用灶中对锅底土一合，为末，新汲水一碗，淘取汁，和蜜顿服。

又方

治劳心吐血。用莲心二十一粒，为末，酒调二钱，食后服。

治大人吐血及伤饱低头掬重，内损吐血至多，并血妄行，口鼻俱出，但声未失者，无不效。用百草霜以村中者，不拘多少，研细。吐血，糯米饮调下一钱；鼻中出血，用一字吹入鼻中，立效；皮破血出及灸疮出血，糁半钱，立止。

治吐血衄血。茅花、紫苏叶各五钱，用新汲水一碗，煎取七分，乘热服。仍用大蒜两枚煨熟，研成饼，贴两足心，其血即止。

又方

用山栀子烧存性为末，吹鼻中效。

出血门

人患鼻血不止，即自己仰面，将新鲜井水滴入鼻中，并饮井水数口即止。

又方

用青蒿草捣汁饮之，立愈。

又方

用麝香一分，沉香三分，白糯米十四粒，枯白矾一钱，半夏四个，共为末，面打熟糊为丸如豌豆大。每服二丸，用绵裹塞两耳中，立止。如耳中出血者，塞两鼻内，亦止。

治舌间出血。用槐花不俱多少，略炒，研为末，干掺在血处即愈。

治牙宣出血。用萝卜捣汁一碗，入盐一钱在内，不时漱口即止。

治牙齿缝内出血，将食盐频擦血出处，用井水漱出即止。

治热毒上攻牙宣出血，牙龈肿痛。用瓦上青苔不拘多少，洗净，将水煎汤滤清，略加些盐搅匀，频频漱之即止。

治耳内出血。用龙骨为末，吹些入耳即止。

治耳内出脓出血。用枯白矾为末，吹些入耳内即止。

治衄血。用榴花百叶者，干之为末，吹鼻中立差。

又方

烧人发，勿令过绝，研末调方寸匕，又吹内，立已。

遗精门

秘元丹

治精不禁，危急者。

龙骨酒煮，焙干为末　灵砂水飞，各一两　砂仁半两　诃

子小者，热灰煨，取肉，半两

上为末，糯米糊丸如绿豆大，每服三十丸，空心温酒下，临睡白汤下。

五味膏

北五味子一斤，洗净，水浸一宿，以手拔去核，再用温水将核洗，取余味，通置砂锅内，用布滤过，入好冬蜜二斤，炭火慢熬成膏。待数日后略去火性，每服一二茶匙，空心白汤调服。火候难于适中，先将砂锅称定斤两，然后称五味汁并蜜大约煮至二斤四两为度。

金刚丸

治肾损骨痿。萆薢、杜仲、苁蓉、菟丝子酒煮猪腰子为丸。

水芝丸

牛膝根汁、苍耳根汁各二碗，不入水为膏。金樱子为末，半斤。莲子不去皮，实肚内蒸熟，取出晒干为末，和前二膏子为丸。

治泄精。用韭菜子二两，炒为末，食前酒下二钱。

治年壮气盛，或久独居精溢梦泄。用紫苏子一升，炒为末，每服酒调方寸匕，日进两服，效。

治梦遗不止。用黄柏四两，内一两将童便浸炒，一两生用，共为末，炼蜜为丸如芡实大。空心将二三十丸分做两三次，用酒送下，自有深效。

淋浊门

又方

治心虚蕴热，小便赤涩，或成淋痛。

生熟地黄　甘草　木通各等分

上㕮咀，每服三钱，水一钟，竹叶十片，煎六分，温服。

又方

治男妇诸淋。

土牛膝，一名苦□根，一名鼓槌草，洗净槌碎一握，水五碗煎至一碗，去渣，入麝香、乳香末各少许，空心调服，小便内当下沙石，剥剥有声，是其验也。

又方

治血淋。

乱发，不拘多少，烧灰，入麝香少许，用米醋泡汤调下愈。

又方

用真琥珀，不拘多少，研为末，入淡竹叶心同煎，水滚几次，温服之即愈。

治沙淋。用大乌豆不拘多少，炒，煮酒空心服。

治男妇白淋痛甚者。用侧柏叶五钱、柳稍五钱同捣烂，水二茶钟煎一茶钟，露一夜，空心温服二三次即愈。

治妇人白淋白带。用石莲、白茯苓等分为末，空心酒调服。

治小便频数，日夜无度。用川萆薢不拘多少，洗净为末，酒糊为丸如梧桐子大，每服五七十丸，空心盐汤或酒下，七服之后愈。

治妇人赤白淋带。用荞麦和鸡子清丸如绿豆大，每服八十丸，空心白滚汤服。

治男子白浊妇人白带。陈年冬瓜子仁炒为末，每服五钱，空心米饮调下。

又方

治小便赤浊。用石莲肉连心六两，甘草炙一两，为末，每服二钱，灯心煎汤调下。

固真丸

治小便多白浊者。生萝卜一个，剜孔留盖，用吴茱萸不拘多少填在萝卜内，将盖签定，以糯米饭上蒸熟。取出茱萸，焙研为末，则擂原萝卜作糊和丸如桐子大。每服三五十丸，盐酒下，食前临卧各一服。

治诸淋病，小便赤涩疼痛。用三叶酸浆草洗净，捣汁一盏搅匀，空心服，立通。

又方

治石淋。用蝼蛄七个，盐二两同铺于新瓦上，以火焙干，研为末，温酒下二钱即愈。

又方

治五淋。以多年木梳烧存性，空心冷水调下。男用男梳，女用女梳。

又方

用白矾为细末，填在脐中，滴以井水，通即去。

又方

治淋疼不可忍及沙石淋。以大萝卜切作一指厚，四五片，用好蜜淹少时，安铁铲上慢火炙干，又蘸又炙，取尽一二两蜜，翻覆炙令香熟，不可候冷。细嚼，以盐汤送下。

又方

治血淋。用干柿烧存性，为末，米饮汤调下。

治冷淋服诸药不效者。用四君子汤内加泽泻、木通、猪苓，连进二服，又以菟丝子研极细，用鸡翎管吹入小便孔内，极验。

疫瘴门

治时疫证，狂言心燥，结胸将死。

将苦参二两，洗，切碎，酒二斤煎去一半，顿得滚热服之，或汗或无汗，或吐或不吐即愈。

宣圣辟瘟方

腊月二十四日五更井华水。

上，平旦第一汲水，盛净器中，量人口多少浸乳香至岁旦五更，暖令温。从少至大，每人以乳香一小块，饮水一二呷咽下，则一年不患时疫。孔平仲云，邪气氛瘟，未尝无所以故。宣圣轸念①，世人设此术以传，济生灵避凶趋吉，不致夭横。孔氏继今六十余代用之，未尝有此患。

普济消毒饮

罗谦甫云：先师监济源税，时四月民多疫疠。初觉增寒体重，次传头面肿盛，目不能开，上喘，咽喉不利，舌干口燥，俗云大头天行，亲戚不相访问，染之多不救。先师曰：夫身半以上，天之气也；身半以下，地之气也。此邪热客于心肺之间，上攻头目而为肿盛，遂处方用黄芩、黄连，味苦寒，泻心肺间热以为君；橘红苦平，玄参苦寒，生甘草甘寒，泻火补气以为臣；连翘、鼠粘子、薄荷叶苦辛平，板蓝根苦寒，马勃、白僵蚕苦平，行少阳、阳明二经气不得伸，桔梗辛温为舟楫，不令下行。共为细末拌匀，用汤调，时时服之，拌蜜为丸噙化之，服尽良愈。全活甚众，时人遂刊于石。

黄芩　黄连各半两　人参三钱　橘红　玄参　生甘草各二钱　鼠粘子　板蓝根　马勃各二钱　白僵蚕炒，七分　升麻二钱　柴胡二钱　桔梗二钱　或加薄荷、川芎、当归身。

㕮咀，每服五钱，水二钟煎一钟，去滓，温服。如大便硬，加酒煨大黄一二钱以利之。肿势甚宜砭刺之。时行疫疾，虽热毒所染，其气实之人下之可愈。气虚下之，鲜不危者，故东垣制此方以救人，其惠博矣。

---

① 轸（zhěn 枕）念：悲痛地怀念。轸，伤痛，悲痛。

遇仙丹

一名一粒金丹。王经略于开通元年赴广东安抚，在任忽患山岚瘴气，肚胀满，无药可治。遍榜召，一时有一道人揭榜，云能治此病，随付药一丸，服之后取下一条形如蛇，长尺许。当时留下本方，云此实济世之宝，言毕，转步烟雾中腾空而去。王经略病疾随痊，自此留传在世。凡人百病皆因饿饱酒食生冷过度，伤其脾胃，心腹胀满，呕吐酸水，面黄肌瘦，饮食减少，肠腹疾块，病初未觉，日久则成大患。此药能治五劳七伤，男女诸般劳嗽，吐痰吐血，翻胃转食，咳逆，风壅痰涎冷泪，鼻流清涕，水泻痢疾，心腹疼痛，酒疸食黄水气，宿食不化，左瘫右痪，三十六种风，七十二般气。润三焦，补精气，安五脏，定魂魄，壮筋骨，益元阳，宽胸膈，暖腰膝，止疼痛，黑须发，牢牙齿，明眼目，返老还少，行走轻健。五七日服一服。

腽肭脐二钱 阿芙蓉二钱 片脑三分 朱砂三分 麝香一分 晚蚕蛾一分

上为末，放瓷碗内，别用火酒二钟，将射草①不拘多少入酒内，煎至八分，然后倾于碗内，放水面以炭火滚四五次，取出为丸如梧桐子大，金箔为衣。每服一丸，用沙糖或梨嚼烂下之。

---

① 射草：《摄生众妙方》卷四作"射干草"。

广南摄生论戴养气汤方

香附子圆实者，去尽黑皮，微炒，称四两　甘草炙，称一两
姜黄汤洗，浸一宿，用水淘去灰，以尽为度，焙干，称二两

上三味同捣罗成细末，每服一大钱，入盐点空心服。皇祐至和间，刘君锡以事窜岭南，至桂州遇刘仲远先生口授此方。仲远是时已百余岁，君锡服此汤间关岭表数年竟免岚瘴之患，后还襄阳，寿至九旬。尝云闻之仲远，曰凌晨盥栉讫水，得议饮食，且先服此汤，可保一日无事。旦旦如此，即终身无疾病矣。

木侍制①李璆瘴疟论

岭南炎，方土薄，阳燠之气常多。病者多上热下寒，既觉胸中虚烦郁闷，便自以为有热，而医又多用麻黄金沸草散、青龙汤等药发表。得病之因正以阳气不固，每寒热发则身必大汗，又复投以发表药则旋踵受毙。甚者又以胸中痞闷用转利药，病人下体既冷，得转利药十无一生。是瘴疠未必遽能害人，皆医杀之也。予绍兴间寓苍梧，见北客与土人感瘴，不幸者不可胜数。询其所服，率用前药。其年，予染瘴病特甚，继而全家卧病，悉用温中固下、升降阴阳正气药及灸中脘、气海、三里，十治十愈，不损一人。予二仆皆病胸中痞闷烦躁，一则昏不知人，一则愿得凉药，清利膈脘。予辩其病，皆上热下寒，以生姜、附子

---

① 侍制：疑为"待制"之误。待制，官职名，唐代始设。

作汤，令温冷服之，即日皆醒。翌旦各以丹砂一粒，令空腹服之，遂能食粥。然后用正气平胃等药，自得平愈。既亲获效，后于知识者间用生姜附子汤疗十余人，皆安，更无一失。又病人烦躁，但问其能饮水否，若及畏冷，皆上有虚热，非真热也，皆宜服生姜附子汤。沈存中《良方》治瘴，七枣汤用乌头七颗七泡者，治法正与此同。一服而愈，但宜温冷服。欲导热气向下，取其发缓间有脉证，实非上热下寒，面色目睛赤黄，又当随证治之，不可用附子汤。予在苍梧时，十百人中，惟一郑防御病热身体无汗，脉洪数而浮，宜柴胡汤，遂以小柴胡汤服之而愈，余方尚多，莫良于此，惟达者酌用焉。

宋知容州新安王棐瘴疟说

南方天气温暑，地气郁蒸，阴多闭固，阳多发泄，草木水泉皆禀恶气。人生其间，元气不固，感而为病，是谓之瘴。轻者寒热往来，正类疟疾，谓之冷瘴；重者蕴热，沉沉昼夜，如卧灰火中，谓之热瘴；甚者一病失音，莫知其所以然，谓之痖瘴。冷瘴不死，热瘴久而不死，痖瘴无不死，此方书之说也。愚谓痖瘴者，非伤寒失音之症乎，非中风不语之症乎，治得其道，间亦可生，安得谓之无不死耶？若夫热瘴，乃是盛夏初秋茅生夹道，人行其间，热气蒸郁，无林木以蔽日，无水泉以解渴，伏暑至重，因而感疾。或饮酒不节，或食炙煿，偶成此症。其热昼夜不止，迟治一二日则血凝不可救矣。南方谓之中箭，亦谓之中草子。然挑草子法，以针刺头额及上下唇，仍以楮叶擦舌，皆令出血，徐以药解其内热，应手而愈，安得谓之久而死耶？至于冷瘴，或寒多而热少，或寒少而热多，亦有叠日、间日之异。及其愈也，疮发于唇，验其症，即是外方之疟。本非重病，每因误而致祸，亦不可以不死而忽之。但诊脉息极微，见其元气果虚，与附子、川乌等药而愈，或误投以寒药，所谓乘气入胃，阴盛乃亡。若诊其脉息洪盛，审其症候，实热，且服和解等药而徐活之，误投以热药，所谓桂枝下咽，阳盛则毙。但诊脉而用药，万不失一。然观其形气之怯壮，察其脉息之虚实，参以病之盛衰，分其症之阴阳，极工巧以审之，其庶几乎顷。自入广以来，但用休养之法。晨兴与漱，先服平胃散，间或投以不换金正气散。洗面后，啜少粥，巳时早食，申时晚食，夜则服消食等药。聚会宜节饮，不宜大醉及频数耳。但天气不常，一日之间寒暖数变，却须脱著以时，稍稍失节亦无深害。所甚急者，省食生冷则脾胃自壮，省食油腻则胸膈自快，无大忿怒以伤天和，重节色欲，以固真气，如此调摄，决可以无恙也。

神仙太乙紫金丹一名紫金锭，一名万病解毒丹，一名玉枢丹

解诸毒，疗诸疮，利关窍，通治百病。此药真能起死回生，尝制十数万锭，济人奇效，不可尽述。凡居家出入，兴大工，动大兵，及闽广云贵仕官行兵，尤不可无之。

山茨菰南北处处有之，俗名金灯笼，叶似堇，花似灯笼，色白，上有黑点子，三棱。二月间花，三月结子，四月初苗枯，即挖地得之，迟则苗腐烂难寻矣。与有毒老鸦蒜极相类，但蒜无毛，茨菰上有毛包裹，宜辨。去皮洗极净，焙，二两　川文蛤一名五倍子，槌破洗刮，倍净，干，二两　麝香拣尽血毛皮壳，细研，净，三钱　千金子一名续随子，去壳，拣色极白者，用纸包裹，换纸研数十次，去尽油，以色白再研，纸无油成霜为度，一两　红芽大戟杭州紫大戟为上，江南土大戟次之，去芦根洗极净，焙干，一两半。北方绵大戟色白者太峻利，反能人弱。人服有吐血者，慎之慎之

上制法，宜端午七夕重阳或天月德黄道上吉日修合。量药多寡，预期日前，主人及医生俱斋戒沐沐浴，易瀚濯及新洁衣巾履袜，于僻静净室焚香。将前五味各为细末，设盥洗盆，出入必净手熏香，各用新洁器盛，纸盖。至期，夙与主人率医生焚香，陈设药品拜祷天地毕，用数盆，各逐盆配合分两，搅和数百次极匀，仍重罗两遍。依方用糯米浓饮，调和于木臼内杵数千下，极光润为度。每锭一钱，每服一锭。病势重者连服，通利两行无妨，用温粥补住。要在斋心至诚极其洁净，如法修制。毋令丧服、体气、不具足人、妇人、鸡犬见之。

治一切饮食药毒、蛊毒、瘴气、恶菌、河豚、吃死牛马驼羸等诸毒，并用凉水磨服。南方蛊毒瘴疠伤人，才觉意思不快，即磨服一锭，或吐或利，随手便愈。痈疽发背对口、天蛇头、无名疔肿、杨梅等一切恶疮，诸

风隐疹赤肿未破时及痔疮，并用无灰淡酒磨服及用凉水调涂疮上，日夜各数次，觉痒立消。已溃出脓血者亦减分数。

阴阳二毒，伤寒心闷，狂言乱语，脑膈壅滞，邪毒未发及瘟疫及喉闭，缠喉风，冷水薄荷一小叶研下。

心气痛并诸气，用淡酒或淡姜汤磨服。赤白痢疾、泄泻、肚腹急痛、霍乱绞肠沙等证及诸痰症，并用薄荷汤磨服。男子妇人急中癫邪，喝叫乱走，鬼交鬼胎鬼气，狂乱失心，羊儿猪癫等风，中风中气，口眼歪斜，牙关紧急，语言蹇涩，筋脉挛缩，骨节风肿，手脚腰腿周身疼痛，行步艰辛，诸风诸痫，并用暖无灰酒下。自缢溺水死心头暖者，惊死鬼迷死未隔宿者，冷水磨服灌下。毒蛇风犬一应恶虫伤，冷水磨涂伤处，另用淡酒磨服。

又近疟疾临发时，东流水煎桃枝、柳枝汤磨下。

小儿急慢惊风、五疳五痢、脾病黄、瘾疹疮瘤、牙关紧，并用蜜水薄荷小叶同磨下及搽。量儿大小一丸，作二三服。牙痛，酒磨涂及含药少许，良久吞下。汤火伤流水，磨涂伤处。打扑伤损，炒松节无灰酒下。年深日近头疼、太阳疼，用酒入薄荷研烂磨纸花贴太阳穴上。

诸蛊肿胀，大麦芽煎汤下；妇人女子经水不通，红花煎汤下。有孕妇人不可服。

一家患传尸劳，兄弟五人，已死者三，方士令服此药，遂各进一锭。一下恶物如脓状，一下死虫如蛾形，俱获生。其人遂此药广济，诸证无不验者。一女子久患劳瘵，为尸虫所噬，磨一锭服之，一时吐下小虫十余条，后服苏合香丸半月，遂如常。药品虽不言补，赢瘦人服之并效，诚济世卫身之宝也。每料费银不过二钱，可救数十人。内用山茨菰、千金子皆有子可种，仁人君子合以济人，阴功不小。

一牛马六畜中毒，亦此药救之。

一方加雄黄明透如石榴子者三钱，历试治诸疮极效。

痈疽门

按：《素问》云痈疽不得顷时回。夫不得者，言不得治痈疽之法也。顷时回者，言痈疽生于顷刻，而性命悬于毫发也。然痈疽之名虽有二十余症，而其要有二，不过阴阳二症而已。发于阳者，为痈，为热，为实；发于阴者，为疽，为冷，为虚。故阳发则皮薄，色赤肿高，多有椒眼数十而痛；阴发则皮厚，色淡肿硬，状如牛皮而不痛。又有阳中之阴，似热而非热，虽肿而实虚。若赤而不燥，欲痛而无脓，既浮而复消，外盛而内腐；阴中之阳，似冷而非冷，不肿而实微，赤而燥有肿而痛，外虽不盛而内实，烦闷。阳中之阴，其人多肥肉，紧而内虚；阴中之阳，其人多瘦肉，缓而内实。而又有阳变为阴者，草医凉剂之过也。阴变为阳者，大方热药之骤也。然阳变阴者，其症多犹可返于阳，故多生。阴变而阳者，其症少不复能为阳矣，故多死。然间有生者，必得明医调治合法，百中得一耳。所谓发者，积于中而发于外也。人之一身皆本于五脏，五脏之气皆禀于胃气，胃为五脏之根本，胃受谷，脾化之以生气，脾主肌肉，胃气传五脏而行血脉，以经络一身而昼夜一周。痈疽有虚实寒热，皆由气郁而成。故外科论其原五：曰肾虚，曰怒气，曰饮法酒食炙煿等肉，曰服五金八石燥热之药，曰寝卧裀褥太厚云。总为邪气郁于胃中，气盛而体实，则邪气相抟而流注于经络，涩于所滞血脉，会聚壅结而成痈。胃气弱而体虚，则邪气盛而宿于经络，凝涩流积，血脉不潮，内腐而成疽。故曰外大如麻，里大如瓜；外大如钱，里大如拳。又曰脓血交粘，用药可痊。又曰血败气衰，神仙难医。于此当委之明医，量人虚实，察病冷热，推其因，究其原而后治之。庶内外相应而不失中，人身已病而复痊矣。

杂说

凡痈疽初起，有红晕，其红晕中有黍米大白点者出，急服活命饮，使其毒从顶而出，不令别处再发，神妙神妙。

凡痈疽初起，只有红晕，无白黍米点者，亦急服活命饮，使其毒从顶出，不令别处再发，神妙神妙。

凡人患痈疽时，平生曾患过等病，至今复一二见症。如曾病疟，今必见疟，如曾病脚气，今必见脚气，倘见此症，宜依标本治之。

凡制造麦饭石膏、神异膏，须择一净室，不令妇人鸡犬及孝服人、有口气体气人来见，炼药人亦须洁净身体，庶不厌秽。

杂忌

病时忌怒疑惧，忌身体不洁之人来看，忌鱼羊烧酒面食生冷瓜果腌藏等物。疮敛口，百日后不作渴症，方可入房。

须知

凡人欲免发背之苦，须知行气之术，《参同契》"易行周流，屈伸反覆"二句，人能味之，后能从事于斯，一身血气必无停壅，不惟却疾，且难老也。

或问

或问诸外科书俱用骑竹马隔蒜灸法，此集何为不言灸也？曰：仙方活命饮，此药神奇甚于灸也。况头以上沿耳两边一寸三分间及脑额鬓腮，正面俱属阳位，诸外科书亦忌灸，不如只用活命饮，为妙为妙。

痈疽最忌发汗，恐表虚不结脓，后必难治。凡病人床设在室之中央，四面不要粘靠，床下仍须系雄鸡一二只，以防蜈蚣中伤。

凡痈疽有五善①七恶之症，不可不察也。烦躁而嗽，

---

① 善：原脱，据后文五善之论及文义补。

或腹痛而渴，甚及泄泻无度，或小便如淋，一恶也；浓血太泄，肿焮尤盛，脓色败死，疼痛不止，二恶也；喘粗气短，恍惚嗜卧，三恶也；目视不正，黑精赤肿，瞳子上看者，四恶也；肩项不便，四肢沉重，五恶也；不进饮食，服药呕吐，食不知味，六恶也；声嘶色脱，唇鼻青赤，面目四肢浮肿，七恶也。痛息自宁，饮食知味，一善也；便利调匀，二善也；脓肿自消，色鲜不死，三善也；神采晶明，语声清朗，四善也；体气和平，五善也。若五善见二则瘥，七恶见四则危。

仙方活命饮

治一切痈疽发背肿毒，诸恶疮初起。一服即散，已成疮即有顶成脓易溃，其效不可具述。

穿山甲用蛤粉炒黄色　甘草节　防风　真没药　赤芍药　香白芷各六分　乳香　当归尾各一钱　天花粉　贝母　皂角刺各八分　金银花　陈橘皮各三钱

以上药共作一剂，用无灰好酒三茶盏入瓦罐内，煎四五滚取出，滤去滓，温服，药汤以尽为度。疮在腰上，食后服；疮在腰下，空心服。能饮酒者，服药酒后再饮三两杯，无药的清酒尤妙，最行药势。

蜡矾丸

凡痈疽已成，即服此药护心止痛。

黄蜡、白矾，以铁杓盛蜡置灰火上熬化，生布滤过，冷，称一两。下杓再熬化，入细矾末一两，搅匀，取出为丸如绿豆大。食远百沸汤下八九十丸，服三日止，每日一次。

忍冬丸

忍冬即金银花，一名老翁须，一名左转藤。开时摘取花数斤，晒干听用。临时将晒干花一斤同粉草二两，共为细末，无灰酒打面糊为丸。酒下八九十丸，不拘时服，每日服三次。

如闲常无事，摘取金银花四斤，趁湿水洗净，入石臼中杵烂，置大瓦罐内，入井华水三碗，无灰酒三碗，调稀煎十余沸，药性出取下，生布滤去渣汁。入罐，再煎成膏，滴水不散。又将一斤焙干，同粉草二两，共为细末，取膏，掺入末内。以酒打面糊，和入石臼中，杵一二百下，丸如绿豆大。食远酒下八九十丸。此药得酒良，不饮酒者百沸汤下。

凡人将发痈疽恶毒，半年前或一年前必常常自觉口干或作渴，思饮茶并水，或食已即饥，名为中消。倘有此症后发背，必难治疗，急须每日服忍冬丸，不次，如是加念，久服可免发背。纵不免，必可治疗。

凡人未发背时不作渴，正发背时亦不甚渴。及发背得痊，慎勿自谓无恙，仍须服忍冬丸，每日夜各一次。服至百日后，觉自身饥饱如常，津液不竭方止。

猪蹄汤

用肥牙猪后蹄一只，自蹄尖以上约二斤半重，不用盐，井华水入大瓦罐煨烂其肉，取出，着盐少许与病者，下饮其汤。吹去罐口上油，或用皮纸打去油，以鹅翎蘸汤洗患处，不住手蘸洗，令疮知腥气易溃。洗毕，以捃子涂麦饭石膏，但有红晕处尽涂，无晕处勿涂。

麦饭石

白麦饭石二两　　白敛一两　　鹿角灰四两

白麦饭石以一斤为率，大铁瓢盛石，瓢上下以武火煅石令红，将大铁钳夹瓢出火，置地上，用经年米醋半茶盏淬之。复钳瓢复火，如是煅淬满十二次，去其石之燥烈性也。煅后将清水洗极净，入铁锅内焙干，入石臼中，用石杵捣碎极细，仍以绢罗数次，再用薄皮纸罗过，如眼药一般方取听用。

白麦饭石有大如鹅卵石者，有小如鹅卵石者，其色有青黑红白点相间，大约以松脆为佳，一槌即碎者是也。湖广岳阳楼下水岸上多有之，各处山涧边亦有。

白敛俗名隔山锹，此药处处有之，在土一二尺，其形似鸡卵，连珠而生，或长如怀庆山药者亦是。采来以一斤为率，洗净刮去皮，刀截薄片晒干，杵为极细末听用。

鹿角，用带顶骨，不用自解者。须一二年内新杀角，陈久者则骨中髓枯，不能奏效。用锯锯作三寸一个，十字劈开作四块，取东流水一担，浸三日，一日换水一次。三日后取出，铁瓢盛角，下用炭火每次煅四五片，入多恐钳不及，烧过性也。须看角烟将尽，急钳入瓦罐内，布包黄糍粑一团，急急封固罐口，以存其性。俟冷定取出入石臼中，将石杵杵细，罗过听用。

上三味照前分两用，经年米醋入砂锅内调匀如稀酱，然亦不可太稀。用文武火熬，以槐枝不住手搅，俟药起鱼鳅眼泡即取出，倾入大瓷碗封固，勿使尘落在内。将盆载井华水，盛瓷碗，退其火毒一昼夜。先将猪蹄汤如前法洗净，抿子挑此膏涂于患处，中留一孔，以出毒气，一日一换。涂此膏后，不惟前痛痒诸苦顿释而更生一类美快，虽有效，口莫能名状。当令脓水尽出，陈肉腐落，疮内所嵌黑物若蝌蚪子者一一脱下，不留一颗，是疮症已痊，生新肉之侯也，以后敷神异膏。倘中黑子未尽，贴神异膏早，敛口太速则余毒未除，数年再发。

神异膏

玄参五钱，不见铁　绵黄芪三两　杏仁一两，去皮尖　金蛇蜕五钱，先以盐水洗净，焙干　男子乱发洗净，焙干，五钱　露蜂房用有蜂儿多者尤妙，净剉一两　黄丹水澄飞罗细者，五六两

上用真芝麻油一斤，同男子乱发入锅铫中，文武火熬。候发落镕尽，以杏仁投入，候变黑色，用净布滤去渣，再将所熬油入铜铫子，安后入玄参、黄芪，慢火熬一二时。取出铫子安置冷炉上半时，火力稍息，旋入露蜂

房、蛇蜕二味，将槐枝急搅，却移于火上不住手搅，慢火再熬至紫黄色，用布滤过，复入前油在铫内，乘冷投黄丹急搅片时。又移铫于火上，以文武慢火熬，不住手将槐枝搅千余转。候药油变色，滴于水中，凝结成珠则是膏成就。若未成珠，再熬少时，必俟其得所。然后倾入净水中三日，退其火气，日日换，取出置瓷器内，封收待用。熬此膏极难于火候，须耐烦看火紧慢，火猛则药中火发，不特失其药性且恐伤人面目。慎之，慎之。

附治背疽神效方

黄狗下颌一副，烧灰存性，二两　白敛一两　蚕豆末一两

上三味合为末，以米醋调匀，涂疮留顶。初发者消，已发者黄水流尽即愈。其愈后仍须服中流一壶方庶免后患，此方亦秘传，神验也。

附经验良方

治背痈乳痈、对口鱼口诸疮毒，方当始生未盛之时，用苦天花粉一两，广木香三钱，明矾五钱，均为极细末，用好酒调服。每三四茶匙调酒一瓯，空心服下。如善饮者，先将药调酒一瓯服下，再饮空酒二瓯，盖绵被睡片时，遍身有涎汗出，再服二次，其毒即时消散，妙不可言。如不能饮者，亦须用淡酒一瓯调服。如已盛或溃者，服前方兼服千金内脱散。歌曰：当归连翘赤芍药，白芷川芎与羌活，黄连甘草及人参，桔梗官桂加皂角，皂角同刺

存性烧，穿山甲焙为细末，水煎加酒二三钟，此是千金真内脱。前方内每帖人参、官桂俱七分，甘草五分，连翘一钱二分，余俱一钱。此方妙在用人参与官桂，庸医不知而误去之即无效矣。又，箍药不论已溃未溃，日箍口小。用大个川乌为细末，黄柏亦为极细末，与川乌等分，用猪胆和周围于毒处，露顶，药干又换涂之。照前三方内外治之，百中无一不效也。

治发背初觉者。用晒干连皮茄蒂，以水煎煮作茶，日服三四碗无恙。

敷贴温药。

冲和仙膏一名黄云，又名仙膏

冷热不明者，用之茶酒随证治之。

川紫荆皮五两，仲炒，又名红肉，又曰内消　独活三两，仲炒，不用节　赤芍药二两仲炒　白芷一两，仲炒，不见火　木腊又名望见消，阳春雪随加减妙，即石菖蒲

上五件并为细末，用法详于后。

凡痈疽流注、杂病，莫非气血凝此所成，遇温即生，遇凉即死。生则散，死则凝。此药是温平，紫荆皮，木之精，能破气，逐血消肿。独活，土之精，能止风动血引气，拔骨中毒，去痹湿气，更能与木腊破石肿坚硬；赤芍药，火之精微，能生血住痛，消肿破风，散血则不烂，痛立则不掀作，风去则血自散，气破则硬可消、毒自散。五者交攻，病安有不愈。

凡病有三证，治有三法。如病极热，则此方中可倍用加紫荆皮，木腊少用，三品亦能消散之，但功少迟耳；如病极冷，则此方微加赤芍药、独活亦能活血，而消散之功亦稍迟而不坏病。

敷贴热药。

回阳玉龙膏性热

草乌三两，重炒　南星一两，仲煨　军姜二两，仲煨　白芷一两，不见火　赤芍药一两，炒　肉桂半两，不见火

此方治阴发背冷，流注，鼓推风久损痛，冷痹风湿，诸脚气冷肿无红赤者、冷痛不肿者，足顽麻，妇人冷血风，诸阴证之第一药。用热酒调涂，用法详后。

夫杂病虽见于皮肤手足之间，而因必本于五脏六腑。盖脏腑之血脉经络，一身昼夜运行，周而复始，一脏受病必见于本脏脉息所经之处，即阴阳分手足之所属也。其为病，有冷有热，热者易治，冷者难疗。夫冷必由脏腑元阳虚弱，然后风邪得以乘间而入，血气不匀，遂自经络而客于皮肤之间，脉息不能周流，遂涩于所滞。愈冷则愈积而不散，复加庸医而内外交攻，则病鲜有不危矣。学者当观其外之为证，而察其内之所属，表里相应，万无失一。此药有军姜、肉桂，足以为热血生血，然既生既热而不能散，又反为害，故有草乌、南星，足以破恶气，驱风毒，活死肌除骨痛，消结块，唤阳气。又有赤芍药、白芷，足以散滞血，住痛苦，生肌肉。加以酒行药性，散气血，虽

十分冷证，未有不愈。端如发寒灰之焰，回枯木之春。大抵病冷则肌肉阴烂，不知痛痒。其有痛者，又多附骨之痛，不除则寒根透髓，非常药所能及。惟此药大能逐去阴毒，迎回阳气，住骨中痛，且止肌肉皮肤之病，从可知矣。但当斟酌用之，不可太过则妙。

发背发于阴，又为冷药所误，又或发于阳而误于药冷，阳变为阴，满背黑烂，四圈好肉上用洪宝丹托住中间，以此药敷之一夜，阳气回黑者皆红，察其红活即住，此药却以冲和收功。如不效，欲作脓，又以南星、草乌加于冲和用之。如阳已回，黑已红，惟中间一点黑烂不能红者，盖血已死，可以朴消、明矾。又云白丁香、硇砂、乳香，用唾调匀，于黑红交处作一圈，上用冲和盖之，至明早起药，自然去黑肉，割却以药洗之，挟以生肉合口收功。

敷贴凉药。

洪宝丹

天花粉三两　姜黄一两　白芷一两　赤芍药二两

上为末，茶酒汤使，随证热涂，诸般热证痈肿之毒、金疮之症。

此药一凉而已，能化血为小，又能使血瘀积，又能凉肌生肉，去死肌烂肉，又及能破血退肿，又能滞气为浮，能止痛，又能为痛闭脓，又能出脓，一反一复。此方药性无他，遇凉效少，遇热效多，故非十分阳证不可轻用。恐或凝寒，治疗费力。若夫金疮出血，非此不可，乃一药余外，但可为前二药之佐使。若病势大热，用热茶调敷，如稍则用酒调，用以撮脓，可用三分姜汁，七分茶调。此药最凉，能使血退。姜汁性热，能引血潮。故血退则被引，血潮被逐，进退相持而成脓作破，逼脓尽流也。

凡疮口破处肉硬不消者，疮口被风所袭也。此方中加独活以去风，用热酒调。如又不消则风毒已深，肌肉结实，又加紫荆皮，有必消之理。

诸疮门

蒲公英化热毒，消恶肿结核有奇功。田间路侧皆有之，三四月开黄花似菊，味甘，解食毒，散滞气，可入阳明太阴，同忍冬藤，即金银花煎，以少酒佐之，痈疽已破未破，用皂角刺能钻引至溃处。

立效散

治下疳。

灯草灰，入轻粉、麝香少许，干掺。

薏苡仁附子败毒散

治肠痈身甲错，腹皮急如胀，本无积聚，亦无热而脉数者。

附子炮　败酱各二钱　薏苡仁十个

上剉，水煎服。

黄昏汤

经云常宙独行方，胸中甲错是为肺痈，当宜以黄昏汤治之。合欢树皮一掌大，以水三钟煮至半分，作二服。

疥疮擦药方

生矾二钱　熟矾二钱　硫黄二钱　川椒二钱

各为细末，用麻油一小酒钟，用铁杓内煎滚，放鸡蛋一个，在油内煎滚枯黑色，方取出鸡蛋，不用麻油，放冷，调前末药，擦疥疮肥疮立效。

灵宝膏方

瓜蒌子五枚　乳香五块要如枣大

上二味，各细研，以白砂蜜一斤同熬成膏。每服二钱，温酒化下。此洞宾祖师救发背方也。

赴宴散

治红口疮。

五味子一两　滑石半两　黄柏半两，蜜浸炒

共为末，掺于疮上，良久便可。

治疯癣痒不可当。验过妙方。用大红枣一枚，去核，入巴豆大半粒在内蒸熟，随将榖树叶一二斤略揉一揉，将癣上擦破，方将枣连巴豆擦之，不一二次即愈。

应验膏药方

治远年湿烂恶疮，并跌磕损伤久不愈者。

黄连七钱　川芎七钱

俱用饮乳童便三四碗，将稀绢包裹浸在童便内一宿，取出药渣，童便听用。炉甘石八两，用新银罐盛贮，大火炼红，入在童便内，取出复炼。炼过七次，甘石盛面放地一宿，取去火毒，听用，乳香五钱，将□叶火上烘过，去油，没药五钱，用乳香制，血竭五钱，赤石脂五钱，蛇床子五钱，龙骨二钱

将前药俱研极细末，先用真麻油半斤下锅熬煎，次下前末药调匀，滴水成珠，加黄蜡二两即成膏药，更要水退火性方可取用。

立效散

凡男妇背痈、乳痈、骨痈、瓜藤、流注、便毒一切无名恶疔疮肿。初起未溃，只用一二贴即散。已溃者只用一二贴立穿，救命如神。

紫色皂角刺三钱　新鲜天花粉三钱　滴乳五粒，如细者一钱六分　真川椒二十粒，去目　甘草节五条，每条长一寸，捣碎

上作一贴，用金华酒或无灰好酒三碗，先将天花粉、川椒下锅微炒，次下皂角刺、滴乳、甘草节再同炒，以香为度。即以前酒三碗淬下，慢火煮至一碗，滤去滓，随疮上下热服。若疮在下，先药而后食。忌酸薄酒，服后侧卧，但觉痛定，回生神效。

治疗疮神效

用旋覆花烧灰存性为细末，以灯盏下竹付中所积之油

调敷即愈。

下疳方

黄柏一两，分作手指大条，慢火炙热，淬猪胆汁①中，用二枚，每炙每淬，汁尽为度，研细入轻粉钱余，香油调服。

又

冰片　珍珠　轻粉　孩儿茶

上研细。干，香油调敷；湿，干末敷。

凤凰散

治下疳，阴头生疮肿痛。鸡抱过鸡卵壳内白皮，黄连、轻粉等分，上各研匀，共一处，香油调搽。

洗疳汤

川楝子　黄连　瓦松　花椒　葱根　艾叶

上各等分，水煎入盆内，用青布一块溧洗疮上，效。

下疳又方

以孩儿茶研细末。湿，干掺；干，用油调贴。

玉粉散

治下阴疮，痛不止。

滑石　蜜陀僧　寒水石煅，各半两　腻粉　麝香各少许

上为细末，油调敷或干贴患处。

---

① 汁：原误作"斗"，据文义改。

治对口疮。用野苦荬数根捣取汁，和酒服，渣敷患处，二三服愈。如已溃脓，取韭菜、地上蚯蚓捣细，凉水调敷，日换三四次。敷汤火伤更妙。

绿□散

治口疮。

黄柏去粗皮，末一两　青黛三钱

上为末，掺患处。嗽之，吐出涎即愈。

一方加蜜陀僧一钱。

橄榄散

治紧唇燥裂生疮。

橄榄不拘多少，上烧灰为末，以猪脂和涂患处。

薄荷煎

治舌上生白胎，干涩言不真，薄荷取汁，白蜜各等分，煎服之。

治痔疮肿不破方

鲜枸杞子，连根皮即地骨皮，洗净捣烂，以水煎浓，入轻粉二分，将一小瓶盛之，熏疮一二次。候汤温，用绢帕轻洗即愈。

治破烂痔疮方

血竭一分半　儿茶三分　轻粉一分　螺壳灰二分　珍珠一分　冰片半分　乳香一分半　没药二分　黄连三分　炉甘石三

钱，用黄连煎汁，煅过七次，入地出火毒，净用一钱

上为各细末，和匀。将疮用米泔水净洗，以药敷上，神效。

神仙太乙膏

治痈疽及一切疮毒，不问年月深浅，已未成脓者并治之。如发背，先以温水洗净，软帛拭干，用缣帛摊贴之，更作丸，用冷水送下。血气不通，温酒下；赤白带下，当归酒下；咳嗽及喉闭、缠喉风，并用新绵裹，置口中噙化下；一切风赤眼，捏作小饼，贴太阳穴，更以山栀子汤下；打破伤损者，贴之，橘皮汤下；腰膝痛者，患处贴之，盐汤下；吐血者，桑白皮汤下。以蛤粉为衣，其膏可收十余年不坏，愈久愈烈。又治瘰疬痿疮，并用盐汤洗贴，酒下一丸。妇人经脉不通，甘草汤下。一切疥，木鳖炼油少许，和膏涂之。虎犬蛇蝎、汤火刀斧伤者，皆可内服外贴。

玄参　白芷　当归　赤芍药　肉桂　生地黄　大黄各一两

上为粗片，用香油二斤入铜锅内煎至黑。滤去渣，入黄丹十二两再煎，滴水中捻软硬得中，即成膏。

制丹法

用黄丹先炒黑色，倾入缸内，用滚水一桶泡之，再汲凉水满缸，用棒常搅，浸一宿，去水再炒，如前二次方研，务令极细可用。

陶节庵曰：予常用治疮毒并内痈，有奇效。忽一妇月

经不行，腹结块作痛，贴之经行痛止，后随前，云治证无有不效，愈知此方之妙也。尝以此膏施贴杨梅疮毒溃烂者，甚效。有一人烂头半边，贴之亦愈。其一切疮疡瘰疬、赤眼并眼，并妇人月经不行，俱试有验。

治一切疔疮及无名肿痛恶疮。用苍耳草梗中虫一条，入白梅肉三四分，同捣如泥，贴疮上立愈。取此虫，须看草梗有大蛀眼者，以刀截去两头不蛀梗。俟收多，以粗麻绵缚之，挂壁头，其虫不死在内，经一年可取用，细者用两三条。

治发背疔肿诸疮，护心托里，累有效验。

白龙丸，用生白晋矾为丸如梧桐子大，每服七丸，日进三服，三日而止。

黄龙丸，用生白矾四两，研为细末，黄蜡四两，铜器镕开去滓，离火少澄，入矾末，且洒且搅如糊，傍火丸如梧桐子大，朱砂二钱，研细为衣。每服三十丸，清晨临卧，日进二服，十日，稍歇三日，再服十日。疮极危者方服前一方，稍轻者只用后一方。

治久远肿毒，不能收口。用桑叶，醋煮贴之。

又方

乌梅烧存性为末，敷之即愈。

又方

治男女一切恶疮，并小儿豆疹余毒，乳疽疔疮。用老苦丝瓜连皮筋子全者，烧存性，研末。才生起，每用末三钱，白蜜调服，日二夜一，则肿消毒散，不至内攻害。

透脓散

治诸痈疮及贴骨痈不破者，不用针刀，一服，不移时而自透。

蛾口茧用出子蛾儿茧

上将茧儿一个烧灰，用酒调服即透。若服一个，只一个疮口，两三个即两三个疮口，切莫轻忽。

诸疮肿毒。用癞虾蟆生剥其皮，乘热贴诸般肿毒之上，如对口之类，极见效。

治各项肿毒。用白及末，以无根井水调摊纸上，贴患处。已成者加大黄少许。

治发背方

彭幸菴传，亦治一切疗疮肿。

凡人中热毒，眼花头晕，口干舌苦，心惊背热，四肢麻木，觉在晕在背后。即取槐子一大抄，拣净，铁杓炒茶褐色，用好酒一碗滚过，逼去槐子，只乘热服酒，一汗即愈。如仍未退，再拣槐子一抄，如前炒，煮服之极效，纵成脓者亦无不愈。此三十年屡验之方也。

治痛风杨梅疮方

此方平和，而取效速。

当归　防风　牛膝　羌活　甘草　木瓜　金银花　皂

荚子　熟地黄　川芎各一钱　硬饭四两

上用水五钟煎三钟，空心服一钟，午服一钟，将晚服一钟。渣再水三钟煎一钟半，作茶用。

夏枯草汤

治瘰疬马刀，不问已未溃，或日久成漏。用夏枯草六两，水二钟煎至七分，去渣，食远服。此生血治瘰疬之圣药。虚甚当煎浓膏服，并涂患处，多服益善，兼十全大补汤，加香附子、贝母、远志尤善。

治热汤疮。用水里青苔阴阳①为末，无根水调搽患处。

治汤火疮。用螺蛳壳多年干白者，火煅为末。如疮破，用干掺之；如不破，轻粉、清油调傅之。

三金散

治面疮有黄水者，神效。

青黛三钱　松香三钱　硫黄一钱

上为末，香油调搽。如湿，干搽。

又方

治面上生疮，用枇杷叶，布擦去毛，炙干为末，食后茶汤调下二钱。

又方

治人面卒得赤黑丹如疥状，不急治，生遍身即死。用鹿角烧灰，猪脂和涂效。

---

① 阳：疑作"干"。

又方

治面生风粟。用益母草末，面汤和，烧七遍，洗面用之。

新增：用杏仁不拘多少，捣烂，以鸡清调敷面上，夜涂至晓，酒洗去，效。

治口疮。用白矾一两，枯干黄丹一两，炒红色，放下炒至紫色，同为末，糁疮上。

又方

用缩砂火煅为末，糁疮上，或用莲花片贴之，效。

又方

吴茱萸为末，醋调涂足心，效。最宜小儿口疮，不吃药者，一贴而愈。

又方

小儿口疮。用生白矾为末，水调摊纸上，贴两脚心，频以水湿之。

又方

治连年唇上生烂疮不瘥者。以八月蓝叶一斤，生捣取汁洗擦，过三日瘥，仍用前药敷之，经验。

又方

治痈疽发背。用大蓟根，俗谓之野红花，其叶有小刺，四五月开花，不拘多少，净洗切碎，研如膏，涂疮上。其冷如冰，初发者能消散，已成者速溃。

又方

恶疮无头。用皂荚刺烧灰，阴干为末，酒调三钱，嚼葵菜子三五个送下。

又方

治痈疽不消，已成脓，怕针，不得破。用白鸡翅下取第一毛，两边各一茎烧灰，水调服。

又方

治一切恶疮不收口。用瓦松不拘多少，阴干为末，先用槐枝葱白汤洗过，掺之立效。灸疮久不瘥者，更效。

又方

治多年恶疮。用马齿苋捣烂敷之。亦治翻花疮，其形如开花之状。将苋烧灰，猪脂调敷。

治发背初觉，疑似之间。用白矾，以火镕化，即丸如豆大，每服二三十丸，白汤送下，被盖汗出，其疮自散。若日久其疮已成，不可为也。

又方

治痈疽恶疮初发一日二日，预防毒气攻心，可先服此药。若呕吐者，不可治也。真绿豆粉四两，乳香通明者一两，为末，每服二钱，浓煎甘草汤下，可效。

治鬓边生软节，名发鬓，有数年不愈者。用猪头上毛、猫颈上毛各一撮，烧灰，鼠屎一粒为末，以清油调敷之。

治便痈。用皂荚不蛀者，烧过，阴干为末，酒调服，或用皂荚子七粒为末，水调服亦效。又用皂荚炒焦，小粉炒，等分和匀，以热醋调，仍以纸摊贴患处，频频水润

众妙仙方

一四六

之，效。

又方

用胡桃七个，烧过阴干为末，酒调服，不过三服。或用生蜜米粉调，休吃饭，利小便，效。

治疔疮。用苍耳子根、梗、苗，但取一色烧灰，和醋调如泥涂，干再换上，不过十次即拔出根，立效。

又方

用生蜜调隔年葱，一处研成膏，先将疮周围，以竹錍①刺破，然后用药于疮上摊之，缣帛盖覆，如人行二十里，觉疔出，然后以热醋汤洗之。

又方

治疔疮垂死者。用甘菊花叶一把，捣汁一盏，入口即活。冬月用根，此方神效。

又方

治鱼脐疔疮。用丝瓜叶连须、葱、韭菜同入石钵内捣烂如泥，以酒和服，渣贴腋下。如病在左，左手贴在腋下；在右手，贴右腋下。在左足，贴左胯；在右足，贴右胯。如在中则贴心脐，并用布帛包住，伣②肉下红丝处皆白则可为安。如有潮热，亦用此法，却令人抱住，恐其颤倒则难救矣。

---

① 錍：古同"鈚"，一种较宽较薄而长的箭头。
② 伣（tǎn 坦）：暂见貌。

蟾酥丹

治疔疮极验，并一切无名肿毒恶疮皆效。用蟾酥三钱，雄黄、朱砂各二钱，研极细末，于每年五月五日午时修合，用妇人生男月内乳汁为丸如绿豆大。每服一丸，先饮葱煎酒一钟，后将此药压舌下噙化。

治瘰疬。用蓖麻子炒熟，去皮，烂嚼，临睡服二三枚，将加至十数枚，甚效。

专治鼠疮瘰疬，不分男女岁月新久，并皆治之，一月内即愈。此方珍重不可妄传，极验如神。取桑柴不拘多少，去皮并虫蛀者，于避风处垒作一笼，发火烧之，勿动，自然成灰，三斤。再用风化石灰六斤，各罗极细。用筐一个，以生绢一尺放筐底内，先用桑柴灰一层在下，按石灰一层在中，如此一层一层重叠摊上，按实至尽。中按成窝，上剪圆纸一方贴窝上，用热滚水时时滴之，沥至三四碗，倾在新砂窝内，用文武火熬至一二钟，极酽为止。用箸头点在手臂上试验，即泡起为度。待冷，以瓷瓶收贮，蜜封瓶口，勿得泄气。治疮之时，另用前桑柴灰一两，石灰二两，以前贮药水调成膏，量敷疮上，勿著好肉皮，稍候，良久不疼，用箸轻拨去旧药，再上新药，待紫血出尽，红血出为度。如未见红血，再上一二次。务见红血，津出即止，再不必上药。待候自滴血水十日，方可用生肌药搽之，以愈为度。

敛疮口生肌药，松香二两，艾心一两，香油四两，轻粉一钱。先将香油倾放粗瓷碗内，将艾揉烂，纸卷成炷入油碗内，以松香卷成纸捻，火点著放艾上，将松香时时入艾火上，化滴入油内，待艾香二味著尽为止。再用生绢扭去䣓①，方入轻粉搅打数百下令匀，以鸡翎扫上。一日三次，待敛口生肌为度。

治项后生疙疸，不变肉色，不问大小日月深远，或有赤硬肿痛。用生山药一挺，去皮蓖麻子二个。上二味研匀，摊帛上贴之，如神。

治瘤赘。凡皮肤头面上生瘤，大者如拳，小者如栗，或软或硬不痛者。用大南星一枚，细研稠黏，用米醋五七滴为膏。如无生者，用干者为末，醋调如膏。先将小针刺钟庸处令气透，却以膏药摊纸上，量瘤大小贴之。

又方

治瘤赘，兼去鼠妇痔，真奇药也。用芫花根洗净，带湿，不得犯铁器，于木石器中捣取汁。用线一条浸半日或一宿，以线系瘤，经宿即落。如未落，再换一二次自落。后以龙骨、诃子末敷疮口即落。系鼠妇痔依上法，累用之效。

治翻花瘤。用马齿苋一斤，烧灰研细，猪脂调敷。

治臁疮。用黄蜡炼，摊冬青叶上贴缚定。日换一叶，至七日换七叶，愈。

---

① 䣓（zhā渣）：渣滓。《广韵·麻韵》："䣓，煎药滓。"

治白秃疮。用鲫鱼一个，重三四两，去肠肚，以乱发填满，湿纸裹烧存性，雄黄二钱，共为末，清油调敷，先以齑水洗拭，后用药。

治疥疮。用猪肚一个，放皂荚同煮熟，去皂荚食之，妙。

治遍身白疹，瘙痒不止。用小枸橘多少切作片，麸皮炒黄为末，每服二钱。酒浸少时，去枸橘，但饮酒最妙，仍以枸杞煎汤洗患处，妙。

紫白癜风锭

硫黄一两，好醋煮化入　海螵蛸四片

为末拌均，捏成锭子，用生姜汁蘸搽，抓破用。

治阴头生疮。用溪港中旧螺蛳入干锅内煅过，以盐水洗五七次后，以此药敷之。

治妒精疮。用大田螺两个，和壳煅过存性，为末，入轻粉少许，敷患处即安。

治阴疮。用桑树根白皮，捣汁洗之。

治手足并耳上冻成死血，作痒作痛。用蟹螯壳烧灰研末，菜油调搽愈。

治白秃疮，即辣梨头。先用宰猪猪毛汤洗净，用烟胶三钱，川椒一钱，枯白矾一钱，研末，香油调搽之即愈。又治牛皮血癣病。

治癣抓破。用榖树汁涂之愈。

治鼻疳烂通鼻孔。用鹿角一两，明矾一两，俱放在瓦上，隔火煅过，入头发五钱，在灯火上烧过，共为末，温花椒汤洗净，掺药于疳上，三四次即愈。如疮不收口，用瓦松烧灰存性，研末，干擦之即收。

治四时腮肿，名曰痄腮。用赤小豆一合为末，醋调搽之愈。

治瘰疬。取金丝桃蕊大者，连枝带叶摘下，用阴阳瓦将火炙干，空心清茶嚼下蕊七枚，服至日男觉阴囊作痒或痛，妇觉乳痒或痛，即用防风通圣散饮二三服，俱消。其蕊须用蕊边有四个叶者才妙。

治红丝疮，又名血箭疮。其疮起于手者，顷刻红丝长到胸边；起于足者，顷刻丝长到小腹边即死。须于初起之时，红丝两头俱将绳线缚住，即将疮头上刺出毒血，后嚼浮萍敷之愈。

治漆疮。用蟹黄搽之即愈。

治痔疮。用冰片点之即愈。

治痔。用蜗牛五六个，去壳，冰片三分，麝香三分，同研成膏，自化为水，点在痔上即愈。

治下疳疮。用海螵蛸一两，靛花青一钱，为末，涂之。

治痈疽恶疮疖发处者，欲使毒气不攻心。用牛皮胶透明者四两，一碗入胶在内，隔汤煮，待胶化搅匀，和酒随意饮，以醉为度。不能饮者，用白滚汤和胶，饮尽为度，此法活人最多。

治便毒。用肥皂子烧灰存性为末，每服三钱，空心酒调服即消。

治便毒初起。用赤何首乌半斤，米泔水浸①一夜，竹刀切为片，捣烂取汁，用酒半斤搅和，顿热，不拘时服，略睡片时，有微汗即消。

治杨梅疮。用桦皮四两煎酒，将雄黄透明者为末，三钱，空心调服，五次即效。

又方

土茯苓四两　僵蚕一钱　蝉退一钱　肥皂子一钱　皂角刺一钱

水三碗煎一碗，服五七服除根。

又方

只将杏仁一味不拘多少，去皮尖，研末，将水调涂疮上，二三日其疮自然脱落。

治发背痈疽等疮，自项后以至腰背，眼看不见者皆是。先用上品金墨和三冬老醋磨至极浓，将疮脚四畔围住，即以老姜和猪胆捣烂，涂在疮上，用黄纸封之。干即再如前法，涂上立效。诗曰：发背痈疽不难医，金墨磨醋四边围，猪胆生姜涂在上，三日恰是鬼神移。此方云南传来，经验五次矣。

治一切肿毒初起。用芙蓉根在泥内不见天日者，同白

---

① 浸：原脱，据文义补。

酒糟带酒者，和匀捣烂，涂抹即退。

卒得恶疮不识。烧苦竹叶和鸡子黄傅之。

治石痈，其疮坚硬如石，按之不甚痛，但觉木闷。用商陆之根捣烂敷之，如干了又换敷，直至疮软为度，仍用托里散坚之药服之愈。

治遍身风疮，远年顽癣久医不效者。用乌鲤鱼，俗名黑鱼，去肠，将苍耳子填入黑鱼腹内，又铺苍耳子在锅内，略用些水慢慢火煮熟，去苍耳子并鱼皮骨。淡吃，勿用盐酱，食三四次有大效。若患大风症者依此法常食此鱼，久而自愈。

治妇人乳痈或岩初起。用蒲公英连根叶捣汁，入酒饮之，将粗敷患处，消。

凡疮疖肿毒，将好未之时，如往有丧之家吊孝，并望等项，其疮肿即复发，切忌切忌。

治对口疮，此疮生在后项，与口相对，有此疮者，十而九死。须用高山润①内或古井边凤尾草，草下结有金钱样者，谓之金钱凤尾草，和些盐捣至极烂，涂在疮上，用手巾紧束之，立愈。

治急喉痹。用灯心烧灰存性，取少许吹喉中，甚捷。

治广疮，名杨梅疮，效不尽述，不论新旧。每日清晨空心，用猪苦胆一枚取汁，入瓷器内，兑滚热烧酒一杯调

---

① 润：疑为"涧"之误。

匀，一气服之。逐日如此，服七日，大便下脓血为验。再服七日，其疮自干。至重者不过三七全愈。忌鸡、鹅、羊、驴、牛肉，一月。

治臁疮及诸久疮有虫者。用烟猪油、光粉、黄连槌成膏，将疮洗净，将膏贴上，数日即愈也。

治诸疮肿毒，或发背即愈。用青芋捣烂，酒炒敷之甚验。

治臁疮方

用新热豆腐一斤，捆在患处，一日或一片换，亦可贴三日，出黄水即愈。

治癣。防风、荆芥、草乌，共煎汤洗即愈。

治一切肿毒初红之际。以水菖蒲头擂，烧热油涂之即愈。火红刺叶烧热封之亦可。大抵发背亦可用也。

疳疮方

炉甘石，二两，先将黄连二两煎水五碗，将炉甘石火炼七次，先四次于童便淬，后三次投于黄连水内，连水擂细，二三重飞过，务得其极细者，晒干用。乳香三钱，没香三钱，真珠二钱，琥珀二钱，片脑一钱，全蝎一钱，要水浸使无盐味，火焙干。各为细末，同炉甘石搅匀擦上，必先用前书所载十二味，防风、荆芥等味洗疮，然后以此药擦上，甚妙如神。

采叶膏方

紫荆花叶末十两　　芙蓉末二两　　桑叶末五钱　　侧柏叶

调法一如毒疮初发未破伤，将前末用水、白凉酒调之。如是成形了，或半熟，或针灸破了，用极厚苦味茶调之，量加些真香油和调，以指掐散，均用之调茶，调白水酒，俱用和香油。凡生各热毒或破溃成头极痛时，此药末调苦茶敷上，即凉气入则不痛。诸毒疮及小儿遍头上身各处俱可涂敷。至于杖疮，亦可未破，亦可破溃，亦可叶末四味，只紫金末一味，俱可用入芙蓉末和之，二味尤可也。桑、柏二味，验之，不用亦罢，用之可收疮口故耳。

面上生疔疮及身上诸疮初发。用生五倍子，研极细，调猪胆涂上即愈。如势重，用生虾蟆肝和蒜捣烂涂，以面为饼，盖之即愈，或用蟾酥点头上四边，以五倍子调猪胆亦可。口渴甚，以生地黄浸水煮粥饮，立止。

便毒方

只用一帖。

大黄五钱　穿山甲三钱，赤土炒　白芷三钱　僵蚕三钱，溶水泡，炒去丝

俱擂碎，用酒和，白汤下。后方服四帖。

当归一钱　川芎八钱　白芍药炒，七钱　生地一钱　连翘八分　黄芪一钱　白芷七分　金银花一钱五分　粉草五分

水酒煎服。

治疔疮，三十六种皆治之。

治疔疮毒气攻心欲死，以针刺其疮，但觉痛。有血处

下锭子。若无血，以亲人血代之犹活三四，况疮初发，无有不效。大抵疔疮形如粟米，遍身麻木，头眩寒热，四肢沉重，心惊眼花。盖疔初生突起如钉，故谓疔，含蓄毒气，突出寸许，一二日间害人甚速，是尤在痈疽之上。疔有三十六疔，惟手足、头面、骨节间者最急，其余可缓也。

蟾酥一钱　粉霜一钱　白丁香一钱　白矾一钱　胆矾一钱　硇砂六分　金脚花二钱　铜绿七分　乌头一钱　血竭一钱　天南星一钱　辰砂六分　郁金一钱　雄黄一钱　鹿角一钱，生用　狗宝一钱

上为极细末，用蟾酥和水和药如麦子大，捻作锭子。每遇疔疮下锭，如觉痛，不须再用，以膏药贴之，脓出自瘥。此方神效。

僧人专用五灰膏，不如前方天远。

免疮疖方

小儿于六月六日吞皂荚子，论岁每一岁一枚。每年至此日，白汤吞一次，岁以为常，可免疮患。尝见大人亦于此日吞七枚或二十一枚，一年免疮疖之患，有验。

治杨梅疮

牙皂角一两　桔梗一两　金银花一两　地骨皮一两　白鲜皮一两　五加皮一两　防风一两　土茯苓白的，一两　薏苡仁一两

共剉片，每帖一两二钱，用水四钟煎二钟，食后代茶服。忌鸡鱼、羊肉、烧酒。

眼目门

治害眼。陈皮、茯苓、白蒺藜、草决明子、知母、黄连、黄芩、蜜蒙花、龙胆草各等分。

治眼生翳并精上生点，名唤退翳散。

蜜蒙花五钱　荆芥穗一钱　川芎一钱　羌活一钱　白石膏火煅，五钱　苍术一钱　藁本一钱　草决明子五钱　木贼一钱，去节　干菊花六钱　白蒺藜一钱五分

洗眼方

治一切风毒上攻，暴赤肿疼难开。

薄荷　归尾　槟榔　赤芍药　防风　甘草节　皮硝杏仁以上各一钱　飞矾三分　铜绿二分

用水二钟煎一钟，乘热洗眼，消肿止疼，即愈。

育神夜光丸

当归全，用酒浸洗　远志以甘草水煮，槌去心　牛膝去芦，怀庆者佳　地骨皮去梗，用水洗净　菟丝子捣去灰土，酒浸净，再以酒浸经宿，加酒煮烂，捣成饼，日暴入药　生地黄怀庆者，酒洗净，浸烂　熟地黄怀庆者，酒洗净，润，同生地黄木臼同捣成膏　枳壳去瓤，面炒　甘州枸杞　甘州菊花去梗

上各等分为末，生熟地黄捣膏，入前药炼蜜如丸梧桐

子大。每服五十六丸，空心用盐汤、食后温酒、临睡茶清送下。

又方

用王瓜，内盛皮硝，吊在背阴，瓜旁硝自出，用调温水洗眼光明。

又方

治时行害眼，并风眼有泪者。用皮硝六钱，水一瓯煎七分，候冷定洗眼，每日洗数次，眼如童子明。每一月煎一遍。

治目眼暗不明。用十二月干桑叶，不落地者，煎汤洗眼，愈。

治眼中胬肉攀睛。桑树嫩根洗净，烧为白灰。每用一茶匙，以滚水一大碗冲之，搅匀澄清，去灰渣，以水洗目，日以为常，三日后其肉自消灰非存性，乃化为白者。

又方

专治眼暴赤作痛。用黄柏不拘多少，削去粗皮，取内细皮，剉碎，以湿纸裹黄泥包煨。候泥干取出，去泥。每用一弹子大，纱帛包水一盏浸，饭上蒸熟，乘热熏洗，效。

治眼肿痛。用生姜自然汁调飞过白矾，贴眼胞上，痛即止。

又方

用青盐火煅赤，取出，以碗合地上出火气，研细。每用半钱热汤一盏泡，温洗烂眼及拳毛倒睫，效。

治眼青盲。以猪胆五枚，取汁于铜器中，慢火煎令可丸即丸如黍米大，纳眼中，有验。

又方

用野菊花作枕，最能明目。

又方

治虚劳眼昏。采三月蔓菁花，阴干为末，用井花水，每日空心调下二钱七，效。久服可读夜书。

治火眼初得者。用山栀子三五钱，捣碎，以好热酒一碗倾在内，上用碗盖之。浸少时，留租速饮。外将租付于患眼胞上，租干去之，效。

又方

飞丝入眼。用新笔于眼内连搅，即收在笔上。

治风眼红烂边者，三五日可愈。红枣三枚去核，入白矾三块，九分浸火中，将矾煨化，取出，用手捻烂。于水中以净帛隔去渣垢，仍在滚水内少顿片时，洗之。

治眼痛经验方

用扁柏叶同乳香、木香、蜜捣和，涂目上下眶即愈。

眼肿，用芙蓉花叶椿蜜敷上即效。

石斛夜光丸

治眼中神水宽大渐散，昏如雾中行，渐空中有黑花，又渐观物成二体，久则光不收及内障，神水淡绿、淡白色者，此方甚好。宜加当归一两，天门冬去心焙、人参各一两，菟丝子酒浸焙，七钱五分，五味子炒，五钱，麦门冬去心，焙，一两，杏仁炮，去皮尖，枸杞子、川牛膝、菊花、草决明各七钱五分，羚羊角五钱，白茯苓、生苄①、熟苄、干山药各七钱，白蒺藜、金石斛、肉苁蓉、川芎、甘草炙，枳壳去瓤，面炒，青葙子、防风、黄连去皮，生乌犀角细末，各五钱。

上二十五味，剉，碾末，炼蜜为丸如梧桐子大，每服三五十丸，温酒盐汤任下。上方盖补药也，补上治下，制以缓利，以久不利，以速也。故君以天门冬、人参、菟丝子之通肾安神，强阴填精也；臣以五味子、麦门冬、杏仁、茯苓、枸杞子、牛膝、生地黄之敛气除湿，凉血补血也；佐以甘菊花、蒺藜、石斛、肉苁蓉、川芎、甘草、枳壳、山药、青葙子之疗风治虚，益气祛毒也；使以防风、黄连、草决明、羚羊角、生乌犀之散滞泄热，解结明目。阴弱不能配阳之病，并宜服之，此从则顺之治法也。

秘传羊肝丸

治肝经有热，目赤睛疼，视物昏涩。

白羊子肝一具，洗净，去膜　宣黄连去须，捣罗为末，三两，粗者佳

---

① 苄（hù户）：即地黄。

上将羊肝先入沙锅内杵烂，旋次入黄连末拌，擂干湿得所为丸如梧桐子大。每服五十丸，食后熟水送下。

春雪膏

治肝经不足，内受风热上攻，眼目暗痒痛，隐涩难开及多眵赤，怕日羞明，不能远视，迎风有泪，多见黑花。

片脑二钱半　蕤仁去皮壳，细研，去油，称二两

上用生蜜二钱，重将片脑、蕤仁同搜和，用铜箸子或以金银钗股时复点眦，长连眶赤烂，以油纸涂膏点之。

治眼仙方

用上好杞子一斤，以童便洗净，阴干。用人乳一碗，生蜜半碗，将杞子共为一处拌匀，阴干，入蒸笼蒸之，约一炷香取出，日晒夜露三日三夜，以瓷瓶藏之。每日不拘早晚，从便服之，其目远光，神效方也。

洗赤肿眼方

用黄连、当归、甘草、赤芍药各等分为片，煎汤入枣核大铜绿一块，露经一夜，绢滤温洗。

耳　门

麝香散

治耳虚鸣。

麝香半钱　全蝎十四个　薄荷十四叶，裹麝香全蝎，瓦上焙干

上为细末，滴水捏作锭子，塞耳内极妙。

通灵丸

松香五钱，放在铁锅内镕化，用巴豆二十颗为末入松香内，用葱汁为丸如莲子大，用丝绵裹塞过夜。如左耳聋塞右耳，右耳聋塞左耳。双耳俱聋，次第塞之，其效如神。

耳疳丸

治小儿大人停疳出脓及黄水。

白矾枯，五分　麝香五厘　胭脂胚二分半　陈皮烧灰，五分

先用绵枝子缠去脓，另用别绵枝子送药入耳中。

治耳聋。用楼子葱尖插耳中。

又方

用九节菖蒲末，蓖麻子为膏，绵裹塞耳中。

又方

用蓖麻子五十个去皮，与熟枣一枚，同捣丸如枣核大，便入乳汁同和。每用一丸，绵裹纳于耳中，觉热为度，一日一换。如药难丸，日中晒少时丸之。

治耳聋久不闻声。紧磁石一块如豆大，穿山甲三，衔少些生铁，觉耳中如风雨声即愈。

治耳痛。用鳝鱼血数点入耳内即愈。

又方

用杏仁炒焦研细，以绵裹塞耳中。

治耳疮肿痛。用五倍子为末，水调涂。如有水，干糁之。

治耳鸣昼夜不止及痒者。用乌头一枚烧灰，菖蒲各等分为细末，以新绵裹塞耳中，日三次，妙。

治百虫入耳。用鸡冠血点入耳中即出。

又方

用桃叶捣细塞耳自出，或以蓝青研汁点耳中。

又方

苍蝇入耳最害人。用皂荚子内虫，研烂同生鳝鱼血灌耳中。

又方

治蜈蚣入耳。用生姜汁灌耳中自出，或以热鸡肉一块置耳孔边自出，或以韭汁灌耳中自出。

耳聋鼻塞方

用柿饼三个切碎，粳米三合，同豆豉煮粥食好。

鼻 门

治鼻衄①不止，立效。

犀角一两　地黄生　熟地黄　牡丹皮　白芍药　蒲黄

---

① 衄：原脱，据文义补。

栀子　郁金　生末水即童便　黄柏　黄芩

以上各五钱。上咬咀，分作五服，水二钟煎至一钟，温服。

又方

多年陈荆芥穗，灯烟上燎焦黑色，存性为末。每服三钱，童便调下。

又方

用人头发一握捻紧，灯上烧焦出油，衄血时塞鼻孔。

赤鼻方

雄黄五钱，用透明成块，无石，红色者为佳，硫黄五钱，陈水粉二钱，真正者，共为细末合一处。用头生男乳汁调敷，不过三五次即愈。

治酒渣鼻，用白盐常擦妙。

新增：杏仁烂研，鸡清调，夜涂至晓，热酒洗去，最效。

治鼻疮。用杏仁研乳汁和敷，或以乌牛耳垢敷之。

卷之三

诸毒门

治蛊毒方

五倍子二两　硫黄一钱　甘草三寸，一半火炮，一半生用
丁香　木香　麝香各十分　轻粉二分　糯米三十粒

上八味入小砂盆内，水十分煎七分，候药面生皱纹为度，生绢滤去渣，通口服。患人平身仰卧，令头高阁，觉腹中有冲心者三，即不得动。若吐出，用桶盛之，有如鱼鳔之类乃是恶物，吐罢饮茶一盏，泻亦无妨，宜煮白术粥补。忌冷油腻酱醋十日，服解毒丸一二两，又经旬日平复。服紫金丹亦可代解毒丸。

救中蛊毒。用白矾一块，嚼之觉甜不涩，次嚼黑豆不腥者，便是有毒也。即用木梳齿上垢腻水调服之，吐出恶物。成丸服亦可。

一方用蚕蜕，捻作纸条蘸麻油，烧存性，为末，水调一钱，频服。诸中毒，面青脉绝，昏迷如醉，口禁吐血，服之即苏。

一方用白鸡鸭血饮之立效。此方亦可治砒毒。

砒毒初中，用乌桕树根白皮煎服吐去，以此方饮之，或羊血亦妙。如稍多时，用黑铅磨水服，以泻为度。次服

此方及羊血饮之。曾治数人，皆活。有服铅四两才得泻者，亦活。无乌桕树根处，酱和泉水饮，以探吐亦效。

又方

用早禾秆烧灰，新汲水淋汁，绢滤过，冷服一碗，毒下利即安。

又方

用白扁豆末，新汲水调下。

觉腹中不快，即以生豆试之，入口不腥，如甜，乃中毒也。急以升麻浓煎汤，连饮一二碗，以手探之，吐即愈矣。若多饮盐水吐之亦好。

中断肠草毒，亦急以升麻等药吐之。

两广溪水不可用，须带井水随行，还须煎熟，去其上下不用，只用其中间者。盖溪水有蛇毒，而井水亦不可不慎。

凡肉食之类，不可煮熟过宿，过宿即有虫蚁之毒。

解诸药毒死，心间尚暖者，用防风一味，擂，冷水与服。

解巴豆毒，煮黄连汁饮之。

解附子、川乌、天雄毒。煮大小黑豆汁饮之。

解斑猫毒，煮大小黑豆饮之。

解食河豚鱼毒，仓卒无药，急以清油多灌之，吐出毒物即愈。

又方

旋刺下羊血或鸡鸭血，热服，兼解鼠莽毒及丹药毒。

又方

蓝根、沙糖二味相和，擂，水服之或更入薄荷汁妙。

又方

以地浆调铅粉末，服之立解。

取地浆法：掘土坑二三尺深，用新汲水半桶，搅令浊，良久澄清用之，名为地浆，亦解暑毒。

又方

治百蛊不愈者，取鹁鸠热血，随多少服之。

又方

用胡荽根捣汁半盏，不拘时服，其蛊毒立下，和酒服更妙。

取蓝青叶一握，研水服之。专解诸蛊毒，杀腹内诸毒虫。如冬月无蓝叶，取根绞汁，用之最验。

救食诸鱼中毒，用橘皮汁、大豆汁、马鞭草汁、芦根汁、紫苏汁饮之。

又方

食鳝鳖虾蟆毒，生豉一大合，新汲水半碗，浸令豉水浓，顿服之，即瘥，此三物令人小便秘，脐下痛，有至死者。

又方

食蟹中毒，浓煮紫苏水，饮一两盏解之。

救食六畜肉中毒，以水服壁上黄土一钱即瘥。

又方

食牛肉中毒，以猪牙烧灰为末，水服一钱。又，只饮井水一碗自消。

又方

食马肉中毒，捣芦根汁，饮一盏，兼作汤浴之即解。

又方

食狗肉中毒，用杏仁三两，和皮研细，以热汤三盏拌和匀，分温三服，其狗肉皆全片出即瘥。

又方

食猪肉中毒，以烧猪粪为末，水调服一钱，不过三服瘥。

又方

食鸭肉中毒，以糯米泔温服二盏效。

救食一切蕈毒，掘地坑，新汲井水在内搅之，连饮泥水一碗。

又方

食菜中毒，用鸡粪烧为末，水调服一钱，未解更服。

救中诸药草毒，用绿豆粉，水调服。

又方

中诸药毒，用甘草、黑豆、淡竹叶等分，剉散，水一碗浓煎服。

又方

解鼠莽毒，用枯明矾同极好茶末少许，新汲水调服，累有效验。

又方

用大黑豆煮汁服之。

又方

解百药毒，用出了蚕子纸烧灰研细，每服一钱。冷水调下，频服取瘥。虽面青脉绝，腹胀吐血，服之立效。亦治牛马食花蜘蛛，腹胀欲死者。

又方

治丹毒，用灶中对锅底土，水调服。

诸虫门

楝树根汤

治虫。

楝树根去心取皮，一两，洗净，用东南者，向西北及露根者杀人，勿用。

上剉，一贴，水一碗入沙糖少许，煎至半碗服之。

又方

二陈汤加楝树根，煎服亦妙。

救虎伤。用生姜汁服，兼洗伤处，白矾末傅疮上。

救毒蛇伤并诸色恶虫毒气入腹者。用苍耳草嫩叶捣汁灌之，将渣厚罨伤处。犬咬，煮汁服之。

救蛇咬伤。用白矾置刀上，烧汁热滴咬处，亦以矾汤服之。

治疯犬伤。用斑猫九个人大者用九个，小者五个或六七个，俱去头翅足，糯米同炒，米黄为度。其糯米因人年岁加减，一岁用一粒，炒毕去米用猫，加麝香三厘同为末，一方加滑石末少许。以无灰酒一杯，空心服。小便中去血块为验，不去血块再服前药。愈后用木通利水，散药中下热药，务要加解心火药为佳，如木通、车前子、黄连、灯心之类是也。仍忌房事一年。

治常犬伤。用蚯蚓泥和盐研傅之，亦治狂犬伤及毒蛇伤。

又方

以砂糖涂之。

又方

急于无风处，嗽①去疮孔血，小便洗净，用热牛粪傅。或鼠屎为末，和猪脂傅。或韭菜和石灰捣成饼子，阴干为末，和猪脂傅，更以韭菜、生姜捣汁服之。

治马咬及踏伤。用艾灸疮上并肿处，又用妇人月经或人屎或马屎或鼠屎烧为末，和猪脂傅之皆效。

治鼠咬。用猫毛烧灰，麝香少许，津唾调傅。

治蜂虿毒。用野苎叶擦之，如不便，急以手就头爬垢腻傅之，或用盐擦，或用人尿洗之，或桑树汁傅之。

治蝎螫。白矾、半夏等分为末，好醋调贴，痛止毒出。

治蜘蛛伤，遍身成疮。用青葱叶一茎，小头作一孔，盛蚯蚓一条，捏两头，不令透气，摇动化为水，点伤处。

---

① 嗽（shuò 朔）：用嘴吮吸。

治八脚虫伤。其虫隐于壁间，以尿射人，遍身生疮，状如汤火伤。用乌鸡翎烧灰，鸡子白调傅。

治诸恶虫伤。用蛇壳煮汤，洗三两度，或以腻粉生姜汁调傅伤处。

又方

端午日取白矾一块，自早日晒至晚收之，凡百虫所伤，以此末敷，效。

又方

蜘蛛咬，遍身生丝。用羊乳一味饮之极妙，或用盐和敷上，频频揩之。

治壁虱。用死蜈蚣、水萍草晒干，烧烟熏衣被则除，后以青盐水遍洒席上即绝。

治壁镜咬毒，人必死。烧桑柴灰，用水煎三四沸，滤汁调白矾末敷疮上。兼治蛇毒，醋磨雄黄涂之妙。

又方

用生甘草煎汤洗之，或嚼梨叶敷之，或捣其汁涂之，或嚼火麻子敷之妙。

又方

治蛇伤毒。用贝母为末，酒调，令患者尽量饮之。须臾酒自伤处为水流出，候水尽，却以渣敷疮上。若所伤至垂死者，但有少气，服此即活。

又方

用灰蓼捣汁饮之，渣敷伤处，仍以头发缚两头。

又方

恶蛇咬伤倾仆不可疗者。香白芷为末，麦门冬去心，浓煎汤调下，顷刻咬处出黄水尽，肿消皮合，仍用此药渣涂伤处。

又方

水萍捣绞汁服。

蛇蛟伤毒。急取虾蟆捣烂罨痛处极妙，仍将绢片轻轻包，定效。

治疯犬伤。急于无风处嗽去疮口血，或是干孔则针刺去血，小便洗令净，用半瓣胡桃壳，以人粪填满罨疮孔，艾灸一百壮后，一日灸一壮，百日止。急胀者用虾蟆干一个，斑猫二十一个，去头翅足，用糯米炒黄，只用斑猫与虾蟆为末，酒调或水调服之，分四服，以小便泻下恶物为度。未见恶物，量轻重再服。常服者用韭菜汁一盏，常敷者用虎骨末和石灰、腊猪脂调敷之。禁饮酒、食鸡鱼猪肉肥腻，终身忌食犬肉、蚕蛹。春夏初交多发狂，被咬者无出于灸[1]，七日当一发，三七日不发可全免。如见痛定疮合便以为好，不治者必死。犬狂者，其尾必直下不卷[2]，口流涎，舌黑色。

又方

用虾蟆后两腿捣烂，醋调服。先于患人头顶上拔去血

---

① 于灸：原作"干炙"。据《急救良方》改。
② 卷：原作"蹂（zòu 揍）送"，义不可训，据《急救良方》改。

发三两根，小便内见沫似狗形。

又方

用紫苏叶细嚼，敷患处即不痛。

定风散

治颠狗咬破。先口衔浆水洗净，用绵揾干贴药。更不再发，无脓有效。

天南星　防风各等分

上为末，破伤处以药敷贴疮口，然后以温水调下一钱。如牙关紧急，角弓反张，用药二钱，童子小便调下。

又方

杏仁研细，先以葱汤洗，然后以此涂伤处。

又方

用蓖麻子五十粒，去壳，井水研成膏。先以盐水洗咬处，次以此药敷贴。

治猪咬。用屋霤①中泥涂之，即今之承溜也。

治猫咬。用薄荷汁涂之。

治头虱。将茶叶炮烂者嚼碎，和水银研烂，到晚擦头发内，用布裹头而睡，一二夜除根。

治下身阴虱。用生白果研烂擦之愈。又治阴癣。

治蛇虫咬伤。用扁豆叶捣烂敷之即效。

治土虺蛇伤，又名秃虺蛇。用半边莲捣汁饮之，将渣

---

① 霤（líu 留）：即承霤，屋檐下接水长槽。

敷患处愈。其莲生在水中，只有半边花者。

治寸白虫每月须初二三，虫头向上，可用药攻打，余日虫头向下，用之不效。槟榔、石榴根东引者　用槟榔为末，取石榴根煎汤服之，炙肥猪肉一大块，置口中咀咽其津膏而勿食，觉胸中如万箭攻攒，是其候也，然后饮前药。

治臭虫。用胆矾熬汤，将床上有缝眼处浇灌即净。

治久嫩痨虫。用老鼠刺根一斤，水十碗，好酒三碗。将根捣烂碎在内，煮至根烂，以夏布滤去渣，慢火熬至三碗。每空心服一茶钟或二三盏，加酒或白滚汤下，大便即有细小虫下，是其验也。便后觉饿，恶食，以饭与肉啖之，再依此法服三日。完，用人参大补汤补之。

治误吞蜈蚣。盛夏夜间患渴，取厨灶下凉水饮之，或瓢中先有蜈蚣在内，连水吞入腹中，无不死者。即取生鸡蛋打开一孔，连青黄灌入，蜈蚣一得鸡蛋钻入其中，为鸡蛋裹住不能动，一吐立愈。

治狂犬咬。就伤处灸之，一日二次，至百二十日止。咬后便讨韭菜煮食之，日日食为良。

折损门

治跌扑损伤。

乳香一分　五倍子一分　狗骨一分　小麦面五分　锅末五分

上为末，用好酒调如糯糊用，热敷痛处，不可敷在破处。伤重者再加天灵盖少许，煅过极妙。烂者只用凤尾草一味，捣敷患处，或以此草煎汤洗亦可。凤尾草在池边、井边寻讨。

七味定痛散

白术二钱　当归二钱　乳香一钱　甘草一钱　白芷一钱
羌活八分　人参一钱　没药一钱

上为细末，以水调成膏子，每服用无灰冷酒调服一钱，随以热酒尽量饮，最治伤损。

治跌打及刀斧伤破，流血不止。何首乌一味，研末搽伤处，血止。

接骨丹

曾有断喉者以此二方治之。即垩，即粪窖陈年砖上之秽者，自然铜、大雷石打碎，各一两。上将三味用好醋炼九次为度，须用猛火，再加后药。

猫头骨醋炙九次，一个　凤凰蜕即鸡子壳，烧灰，五钱　乳香二钱　没药三钱　血竭一钱

上为细末，每服二钱，酒送下。

接骨方

用小鸡一只，重二两以下者，将手闭死，勿令出血，毛将刀切细，加风化灰二钱，研细捣成膏。用油纸包围贴患处，丝绵裹之，服接骨丹三钱。

接筋断并指断。

千年润①细根　旱莲草

上捣细，用箬叶包定，将丝绵裹之，日周去之。

治刀斧伤，止血定痛生肌，一上即愈。

晚蚕蛾　白芷　当归头　陈年石灰

各等分为末，傅伤处即愈。

治箭伤。以妇人月经或经布涂伤处愈。

治打碎头骨盖。用虎脂一两，将好酒淬服，以汗为度，患处青者不治。

治破伤风散

苍术火烧　草乌

上为末，温酒服之，汗出为度。

又方

烧鱼胶存性研末，调热酒服之愈。

又方

狐狸二目，不拘三五七付，晾干收贮。凡有破伤风者，将二目炭火微烧存性，捣烂，无灰酒调下立效。

收口药

小皂子树三根，晒干，不见火，独根者　龙骨二钱，酒煅一次　血竭一钱　凤凰蜕　松香一钱　马屁渤一个　没药　葛苣各一钱

---

① 千年润：石斛之俗名。

上同研极细末，用掺疮口。

治打伤血不止。

竹节草即马兰　旱莲草　松香箸上炙过，净者　皂子叶冬用皮，皂子叶即柜子叶

上四味捣细，务将药入刀口内，不入刀口不效。

又方

用葱艾捣敷患处即止，或加松香。

当归导滞散

治落马坠车，打扑伤瘀血，大便不通，浮肿痛，昏闷畜血壅欲死。

大黄一两　当归二钱半　麝香少许

上为末，每服三钱，热酒下。

鸡鸣散

治从高坠下及木石压伤，瘀血凝积，痛不可忍，并以此药推陈致新。

大黄酒蒸，一两　桃仁七粒，去皮尖　当归尾五钱

上为末，酒一碗煎去粗，五更鸡鸣时服，取下恶血即愈。若气绝不能言，急以小便灌之即苏。

杖棍疮。一杖毕，饮童便和酒，免血攻心。用热豆腐铺在杖紫去处，其气如蒸，其腐即紫。复以热豆腐铺之，以紫肉散尽，淡红为度。

治刀伤及汤火伤。用寒水石为末敷之，止痛最达，且免破伤之患。

治汤火伤，用腌菜叶贴之，甚者将手足浸在腌菜汁中或浸盐卤中俱愈。

又方

收腊雪藏在瓶内封口，至端午日将黄瓜入瓶浸之，封好。遇汤火时取水抹，最效。搽痱子尤妙。

治箭伤并针折在肉中不能出。用象牙屑，以水和之，敷上即出。

治刀箭及跌伤。用血见愁草，即野红灯笼花，又用石榴嫩枝并陈石灰、韭菜捣成饼，敷患处妙。

金刀伤。桑皮中白汁涂之，燥痛须臾血止，更剥白皮裹之，令汁得入疮中良。

治骨跌损脱者。捣生蟹极烂，用滚热酒倾入，连饮数碗，即以蟹粗涂患处，半日间骨内瑟瑟有声自合。不能饮者，以数杯为率。

蟹脚中髓、壳中黄熬为末，内金创中能续断筋。

治人被跌扑者。将苏木二三钱槌碎，用红花、当归稍各等分，将酒四五碗煎至二三碗，空心及肚饥时服下，散其瘀血即无后患。跌重者须服二三次，但苏木之刺误饮入喉间最难得出，须要用细绢滤得苏木刺净，热饮为妙。

治篾片指爪等伤出血。用壁喜窠或门隔上灰尘，掩上即愈。

治凡物刺肉肿痛。用松脂为末掺上，将布来缚之，其肿即消。

凡人遇棒疮伤，最忌妇人看见，亦忌与女人相近。其气愈者复发，未愈者难愈。

凡人遇廷杖之，先将蚺蛇胆用酒磨，温服。如急用即切片口嚼，以温酒下之。若无酒，用童便或自己小便亦可。杖后亦可用。此疮最忌与妇女相见相近。又收藏蛇胆，将糯十数粒拌了藏之即不坏。

治跌扑坠马伤骨损筋。蒺藜一味，炒黄色研为细末。酒调三钱热服，痛即止，骨接筋续肿消。

治磕破并刀伤出血。用柳絮罨上血即止，不复疼矣。

治手足伤破。轻粉、白矾、海螵蛸各五分，龙骨、冰片各二分，研细末，掺其上立愈。

治远行脚心肿痛。用蚯蚓泥付肿处，高搁起脚，一夕即愈。

治手指甲头肿。用乌梅槌碎，去核肉，只取仁研末，米醋调入，渍之自愈。

治杖疮。用马齿苋熬涂效。

又方

用真绿豆粉炒为末，鸡子清调敷。重者服热尿一碗。

又方

用五倍子去瓤，米醋浸一日，慢火炒黄为末，干掺。如不破肿者，以醋调敷。

又方

用雄黄二分，无名异二分，细研，水敷极效。

又方

用米粉一两，赤石脂一钱，生用，水银一分，以麻油
杵成膏，摊伞纸上贴之。紧缚如肉陷者，用此膏填满，然
后贴上效。

治刀伤血出不止，用门扇后尘敷之效。

又方

用沸草根擂汁涂筋封之，可相续矣。

治刀箭伤。以干桑叶为末，贴之妙。

又方

用黄丹、白滑石研细敷之。

治刀斧伤并恶疮见血。用石灰不以多少，韭菜汁调，
阴干为末，敷上擦少时，血止便安。

又方

用晚蚕沙生用为末，掺匀绵裹之，随手疮愈血
止，效。

又方

五月五日采马鞭草、血见愁，即草血竭，擂烂，同风
石灰为末，涂之即愈。

又方

用琥珀屑敷之，止血生肌，疮口即合。

又方

用白芍药一两，炒黄为末，酒调二钱服或米饮调，亦
止痛。

治刀斧伤并一切破伤，用绵花烧灰贴之，极妙。

又方

用白龙骨三钱，火煅，白矾二两，半生半炒，寒水石五钱，火煅，五倍子二两，半生半炒，共为细末，糁之，一切破伤应手取效，不生诸风，极验。

又方

治打扑伤损，血聚皮不破。用萝卜叶研细罨伤处，以帛扎之。

治打扑有痕伤，瘀血流注。用半夏为末，调敷伤处一宿，不见痕，效。

治撷扑有伤口。嚼灯心罨之血即止，或用冬青叶晒干为末糁伤处，或细嚼敷上，或用姜汁和酒等分，拌生面贴之，或以桑根白皮捣汁擦之，或用盐霜梅槌碎罨疮口，免破伤风。

玉蟾丹

接骨止痛神效。用活虾蟆一个，无则干者亦得。用瓦二片，将虾蟆放其中，二片仰覆合之，以铁丝缚定四面，盐泥固济。用文武火煅三时辰，取出，入乳香、没药各五分，同研细末，用热酒调下。如无乳香、没药亦得，服之最效。

治汤烫火烧。用多年庙上兽头为末，香油调敷上效。

又方

用螺蛳壳多年干白者，火煅过为末。如疮破，用干掺；如不破，用清油调敷。

又方

用栀子浓调鸡子清，以鹅毛轻敷上。

又方

用生柏叶捣烂敷或用干桑叶为末，干者蜜调敷，湿者干掺，或用盐掺，以手按之或以豆酱涂之。

治向火多生火斑疮，有汁用黄柏、薄荷叶为末掺之。

治误吞金银或铜钱入腹。用石灰一杏核大，硫黄一皂子大，同研末酒调服。

又方

用肥猪脂与葵菜作羹，服食数顿则铜钱自然下。

又方

误吞铜钱。用桑柴灰细研，米饮调下二钱，或用绿豆粉，冷水调下三钱，或生茨菰取汁呷，或浓煎艾汤饮，或多服饧糖立效。

治针刺折在肉中。用瓜蒌根捣烂敷上，一日换三次自出。

又方

用车脂放纸上如钱许，贴上一日一换，五六次，其针自出。车脂即车轴上油腻也。

又方

用蜣螂七枚，活捣烂成饼付上，以绢帛缚定，一夜针即出，此方神效。

治竹木签刺入肉。用牛胶草根嚼罨之即出。

治箭镞中伤不出。用活蝼蛄即土狗虫研汁，滴上三五度，箭头自出。

又方

用大雄鼠一枚，去皮，取精肉切薄批，焙干为末。每服二钱，热酒下。若觉箭疮痒，不得抓，忍痒少时，箭项自出。

又方

以寒食饧灌注伤处，应手清凉，其箭拔镞突出。此方善疗飞矢中目，极效。

危急门

中风不语痰厥

其证卒然晕倒，不省人事，不能语言。

惺忪饮

治中风，急以真正苏合香丸调汁灌醒。后用：

白术　天麻　当归　川芎　薄荷　桂枝　南星　陈皮

上咬咀各等分，用水一钟半煎至七分，临服加竹沥一酒盏，调匀同服之。

又方

一时紧急，药未便，速用香油一盏灌入喉中，仍用鹅毛探吐，痰涎立出，神效。

又方

名竹沥饮，用淡竹或苦竹或青水竹，去枝叶，截作一尺余长，劈作二片，每用不拘多少或五六十片，以新汲井水浸一宿。如用急，只浸一二时，却以砖二片侧立，搁竹于砖内，以热火烘竹青，热砖外以碗盛竹流下清水，以瓦瓶收贮。外以冷水浸，瓶收用，或沉井底亦好。每用半钟与病者服之，或入煎药内服亦可。

又方

用肥皂角一个，猪油搽七次，火上焙七次，先搽后焙。毕，碾为末，好酒一盏灌下，去痰为愈。

尸厥

其证奄然死去，四肢逆冷不省人事，腹中气走如雷鸣。

焰硝五钱　硫黄二两

上研如粉，作三服，每服用好旧酒一大盏煎，觉焰硝起，倾于盏内盖着，服。如人行五里，又一服。不过三服即醒。兼灸百会穴四十九壮，肚脐下气海、丹田三百壮，身温止。

又方

用附子七钱重，炮热去皮脐为末，分作服，用酒三盏煎一盏服。

又方

用生姜自然汁半盏，酒一盏同煎，令百沸，并灌二服，仍照前灸。

中恶鬼气。其证暮夜或登厕，或出郊野，或游冷室，或行人所不至之地，忽然眼见鬼物，鼻口吸着恶鬼气，蓦然倒地，四肢逆冷，两手握拳，鼻口出清血，性命逡巡，须臾不救。此证与尸厥同，但腹不鸣，心腹俱暖。凡中恶蓦然倒地，切勿移动其尸，即令亲戚众人围绕，打鼓烧火，或烧麝香、安息香、苏合香、樟木之类，直候醒，记人事，方可移归。

鬼魇鬼打。其证初到客舍馆驿及无人居冷房，睡中觉鬼物魇打，但其人吃吃作声，便令人叫唤。如不醒，此乃鬼魇也，不救即死。

牛黄一钱　雄黄一钱　朱砂半钱

上研为末和匀，每挑一钱床下烧，次挑一钱调酒灌之。

又方

用桃柳枝东边者各折七寸，煎汤灌下。

又方

用灶心土槌碎末，服二钱，并水调灌。更挑半指甲许吹入鼻中，更用艾灸人中穴，并灸两脚大拇指内，离甲一韭叶各灸七壮。

救五绝死，自缢死，溺水死，打扑跌磕木石压死，产后血迷晕死，中恶鬼击死，夜魇死，凡心头温者，皆可救治。用半夏汤泡七次，为末，丸如豆大，吹入鼻中，喷嚏即活，或用皂荚为末吹入鼻中亦妙。

又方

用葱黄心或韭黄，男左女右刺入鼻中深四五寸，令目中出血即活。

救自缢死，须安定心神，抱起缓缓解下，用膝头或手厚裹衣抵定粪门，切勿割断绳抱下。安被卧之，刺鸡冠血滴入口中，男雌女雄。一人以脚踏其两肩，以手少挽其顶发，常常紧，勿放之；一人以手揉其项，捻正喉咙，按据胸上数数动之；一人坐于脚后，用脚裹衣抵住粪门，勿令泄气，泄气即死，仍摩将臂腿屈伸之。若已僵，渐渐强屈之，并按其腹，虽气从口出，呼吸眼开，犹引按莫置，亦勿苦劳之。用芦管四筒，取梁上尘如豆大入管中，却将芦管置死人两耳鼻，用四人各执一筒，用力吹入耳鼻，待其气转，但心下温，无不活者。频以姜汤及粥饮含与之，润其喉咙。

救溺水死一宿者，尚活。用皂荚为末，绵裹塞粪门，须臾出水即活。

又方

救起放大凳卧，着脚后凳站起砖一块，却用盐擦鼻中，待水自流出，切不可倒提出水，但心下温者皆可救。

又方

用灶中热灰土石许，将溺者埋于其中，从头至足水出七孔即活。

又方

以屈死人两脚着生人肩上，以死人背贴生人，担走吐水即活。

又方

用酒瓶一个，以纸钱一把烧，放瓶中，急以瓶口覆溺水人口面上或脐上，冷则再烧纸钱于瓶内，仍覆口面脐上，去水即活。前数方皆效，奈人不谙晓，多以为气绝而不与救疗，惜哉！从其便而用之可也。

救木石压死并跌磕伤，从高坠下，跌死气绝不能言者。取药不便，急擘开口以热小便灌之。

又方

扑打坠损，恶血攻心，闷乱疼痛。用干荷叶五斤，烧令烟尽，空腹以童便温一盏，调下三钱，日进三服。

救中恶鬼击客忤等一切卒死。用菖蒲根，生捣绞汁灌鼻中或口中即活。

又方

治客忤卒死。还魂汤，用麻黄三两去节，杏仁七十个，去皮尖，甘草一两。以水二碗煎至一①碗，去渣灌之。通治诸卒死。

治鬼击病卒着人，如刀刺，胸腹内痛不可按。熟艾水煮服。若卒心痛为客气所中者，当吐出虫物。

又方

卒死，脉动而无气。用菖蒲屑内耳鼻孔中，吹之，及

---

① 一：原脱，据《寿世保元》卷十"补遗"补。

着舌底。

又方

小儿卒死，吐利而不知何病。用狗屎一丸，绞取汁灌之。无湿者，水煎干者取汁。

又方

用葱白纳下部及鼻中立活。

治胸胁腹内绞急切痛如鬼击之状，不可按摩，或吐血衄血。用熟艾如拳大，水五盏煮三盏，频服。

又方

旧汗衫，须用内衣久遭汗者佳，男用女衣，女用男衣，烧灰为末。每服二钱，百沸汤调下。

救夜睡魇死者，不得近前叫唤，但咬痛其脚跟及足拇指甲际，多唾其面。不省者，移动些少，卧处徐徐唤之，原有灯则存，无灯则不可点照。

又方

用皂荚为末，吹入鼻中。

体气门

治体气。

田螺大者一个　巴豆去壳　胆矾一豆许　麝香少许

上将螺用水养三日，去泥土，揭起螺靥，入矾、豆、麝在螺内，以线拴住放瓷器内，次日化成水。凡用须五更时将药水以手自抹在两腋下，不住手抹药，直待腹内欲行脏腑却住手，先要拣深远无人到处空地内去大便，黑粪极臭，是其验也。以厚土盖之，不可令人知之。如不尽，再以药水抹之，又去大便。次日用后药擦之，永去病根。

枯白矾一两　蛤粉半两　樟脑一钱

上为细末，研匀，每用少许擦之。

又方

阿魏　蛤粉

各等分为细末，搽纳肌窝内自愈。

又方

香白芷一两　干姜一两

共为细末，用熟黄酒生葱一大钟送下，汗出为度。

又方

用自唾以手指擦胁下数遍，以指甲去其垢，随用热水洗手数遍，十余日全愈。

治腋气，一名狐臭，又名猪狗臭。用密陀僧为末，以带皮生姜擦湿臭处，频频涂之，其臭自除。如暑天汗出时涂更好。

治体气，每清晨用自便洗两腋，愈。

心气门

香砂七气汤

治心腹疼痛。

陈皮　青皮　厚朴　半夏　三棱　蓬术各一钱半　香附子二钱　砂仁一钱　甘草五分　木香五分　槟榔一钱

上用水一钟半，姜三片，煎至八分，温服。

又方

治心气疼及胃脘诸痛。

肥栀子十枚，去壳，姜汁浸炒。如脾脉大，连壳用　抚芎一钱　香附童便制，一钱

上用水煎三滚，滴三茶匙姜汁入内再煎一滚，百草霜细研二茶匙，调和服之立效。

又方

用生明矾末一钱，川椒末二分，白滚汤调下。忌鱼腥荞麦面。

又方

白矾二钱，炼　石榴皮二钱

如无石榴皮，白矾一味亦可，其矾不可炼，用酒一碗煎下，立功。

又方

乳香　没药各等分

上二味为丸，每服一丸凉水送下。

又方

名失笑散，治心气痛不可忍及小肠气痛。

蒲黄炒　五灵脂酒炒，淘去沙，各等分

上先以醋调二钱煎成膏，入水一盏煎，食前服。

又方

乌梅一个，去核　　杏仁七个，去尖　　红枣二个，去核

上捣作一服，男用好酒，女用好①醋，不拘时服。

治冷心气疼。

乳香三分，火炼去油　　明矾一钱，火炼过

上为末，好酒送下。

治心胁痛如锥刺者。用陈皮二钱，枳壳二钱，甘草三钱，共为末，以槐条煎汤服之愈。

治心急痛。将乌梅一个，黑枣三个，俱去核，杏仁七个，去皮尖，同捣烂，加些麝香在内，煎酒服，再不发。惟有孕之妇切不可服。

又方

荔枝核慢火烧存性为末，酒调服。

又方

用槐条一把，水二碗，煎七八滚，温服即效。

治男妇心痛，口噤牙闭欲死者。用隔年老葱根白五七根捣烂取汁，将病人之口斡开，用铜茶匙挑汁入口中，以香油送汁入喉，其人即苏。少停，其腹中虫积尽化为黄水从大小便中出，立效。若葱干无汁，略加水在内取汁。

治急心痛。用灶中心对锅底红土为末，用方寸匕。热

---

① 好：原作"神"，据《济世神验良方·噎膈门》改。

疼滚汤下，冷痛酒下，立效。

治心气痛，不问年月久近。用使君子七枚，连壳略捣，放瓦上焙干，筛极细末。以鸡蛋一个打开，将清黄同前药擂搅成浆，随用真正黑沙糖三钱，研服之立愈。或以鸡蛋难生食，将蛋壳熬汤下之。妙甚妙甚，此方验一次。

治心头痛，即气痛。用槟榔为末，以白沙糖等分，以无根水送下。男用平槟榔，女用高的。平者阴，高者阳。

治心痛。用生地黄一味取汁，搜面作馎饦①，或作冷淘②，随人所食多少，但忌用盐。能疗一切心痛，无问久新。服之良久当利，即愈。

又方

治卒心痛。用橘皮去白，炙少许，煎饮之。

又方

治苦热，饮冰水及冷水过多，心痹疼痛久不愈者。用汉椒二十粒，浸于浆水盆中一宿漉出，还以水吞之，其病即愈，更不复作。

又方

治蛔虫日夜咬人，腹内痛不可忍者。用苦楝树白皮二斤，去粗皮切碎，用水一斗煎至三升，去滓，于沙锅内慢

---

① 馎饦：原作"馎饪"，形近致误，据《证类本草》卷六"草部上品"引《海上方》改。馎饦，又名汤饼，即面片，是一种水煮面食，见《齐民要术·饼法》。

② 冷淘：过水面及凉面一类的食品。

火熬成膏。每日于五更初，用温酒调半匙，以虫下为度。

又方

治三虫，捣桃叶绞取汁，空心服一盏。

新增：用盐煮马齿苋一碗，入醋半盏，空心食之，少时虫下。

又方

治九种心痛。用桂心二钱或三钱为末，以酒一大盏煎至半盏，乘热服之立效。

疝气门

治偏气方

青皮炒黄色　小茴香炒黄

上为末，空心酒调服。

梅核气方

铁脚沉香　狗头木香火酒浸过，火炒　雀脑芎　广陈皮去白　铁甲将军即蜣螂

上各等分为细末，每服一钱，火酒调下，噙滚水一口。

治疝气方

柑橘核六两，炒熟，不要焦燃，去壳，净肉四两　荔枝核新剥出者，灰火煨焦存性，二两　小茴香簸去秕者，去沙土，转色不可焦，一两　山楂蒸熟去核，晒干，一两

上除橘核为末，以其有油不可同磨，另碾为末，和匀。每服空心酒下二钱。忌鱼豆粉面、芋头、柑橘。此疾一方不能取效，须服三四料除根。

又方

用天花粉，壮人九钱，瘦人七钱，煎好生酒热服。被盖出汗，觉小肚内有块响滚下。

又方

用橘核晒干，去厚薄壳两层，研细。每服五钱，用老酒一二盏，砂锅中煮三五沸，空心服。再用热酒一二盏，罐盛余药。服尽，一切下部诸疾皆疗。

又方

试有神效。取杉树子，一岁一粒，烧研灰。用好酒下，粒少者一二次，服粒多者，数次服立愈。

又方

用双蒂茄子悬于房门上，出入用眼视之。茄蔫所患亦蔫，茄干亦干矣。

一方：令丝瓜架上初结者，直待枯，满架尽叶落方取下，烧灰存性为末，炼蜜调成膏。每晚好酒调一匙下，如左则左睡，在右则右睡。

苍六散

治下元虚损偏坠，肾茎疼痛。

好茅山苍术六斤，一斤老米泔水浸二日夜；一斤酒浸三日夜，切片晒干；一斤斗子青盐半斤炒黄色，去盐不用；一斤小茴香四两炒黄色，去茴香不用；一斤大茴香四两炒黄色，去茴香不用；一斤桑葚子二斤取汁制过晒干。

上共为末，空心，每服三钱，酒下。

又方

治小肠疝气，小便难者。用鸡子一枚，敲碎取黄，以温水调服之，不过三服。

又方

用茴香一斤，外以老生姜二斤取自然汁，浸茴香一夜，约姜汁浸入茴香内，以好青盐二两同炒赤，取出焙燥，研罗为末，无灰酒煮糊为丸如桐子大。每日空心食前服三十丸或五十丸，温酒米饮任下。此药治疝气累有效。

又方

治男子阴肿核大如斗，人不能治者。以马鞭草捣烂涂之。

治妇人阴肿坚硬。用小狗橘切碎炒熟，旧绢作囊盛熨，冷即易之。

治小肠疝气痛。用香附子炒去毛、茴香盐炒，各等分为细末，每服三钱，空心热酒调下立愈。

治偏坠不时举，发冷痛。用布为袋，入艾与绵在内，将来包裹阴囊，切勿使之着冷，其病自不发。倘夏月有汗，频换可也。若用蕲艾尤妙。

脚气门

治脚气方

麻黄三两，炒黄　僵蚕三两，炒为末　乳香　没药各五钱

上共研为末。丁香一钱为末，每服一两，好酒调下，取醉及汗出至脚为度，盖俟汁干即愈。后用五枝汤洗，桃枝、柳枝、梅枝、桑枝、槐枝同煎汤，洗脚住痛，先饮好酒三杯有效。

治脚上火丹方

用大黄磨水，频频刷上。

治一切寒湿脚气方

用牛皮胶一块，以刀细切，入锅内同麸面炒成珠，研细末。每服用酒下一钱，其痛即止。

又方

治远年近日风痒脚疮流黄水者，用黄柏去皮，不拘多少，用猪胆取汁涂擦，晒干数次，酥透柏皮，方研为极细末。先用花椒煎汤洗过，拭干后以药末糁之，二三次即愈。

治脚指缝疮。挏①鹅时取鹅掌黄皮，焙干烧灰存性为末，湿则糁之。

---

① 挏：疑作"燖"。燖用开水烫后去毛。

治脚指缝烂疮及因暑手抓两脚烂疮。用细茶口嚼烂敷之，立愈。

治手足皲裂。沥青二两，黄蜡一两，用火熬搅匀，瓦罐盛贮。先以热汤洗令皮软，拭干，将药于慢火上略炙，擦傅。

治手足皲裂，春夏不愈者。生姜汁、红糟、盐、猪膏腊月者佳，上研烂炒热，擦入皲内，一时虽痛，少顷皮软皲合，再擦即安。

治脚转筋。急将大蒜磨脚心，令遍热即差。

治腰脚软。用蚕沙热熨之。

治脚气。用杉木或节煮汁浸脚，甚妙。

又方

治脚气疼痛。槐、柳、楮、桑、桃五件，枝煎汤洗脚，能消肿住痛，先饮酒三杯。

又方

用水红花煮汁浸之。

又方

治脚气。每夜用盐涂擦腿膝至足甲，淹少时，却用热汤泡洗。昔有一人脚气，诸方不效，后得此方常用淹洗，不再发。

又方

治脚气攻注。用水中大螺一个，以盐半匕和壳生捣碎，罨于患人脐下一寸三分，用宽绵紧之，仍办溺器以待其通。此遇异人传授仙方，神验。又曾有人苦脚气攻注，或教槌数螺敷两股上，便觉冷气趋下至足，既而亦安。

又方

治脚气并脚汗。用萝卜煎汤洗之，或晒干为末铺袜内，或用杨花如绵絮铺在袜内尤佳。

治脚气并转筋腹胀者。用吴茱萸二两，木瓜一大个，切碎，用水二碗煎至一碗，去滓温服。如人行千里，仍进一服，或吐汗利即瘥。外用独头蒜一枚，口嚼烂，入盐一撮，轻擦于患处，一时许愈。

痔漏门

治痔漏下血，或肛门红肿亦可消。

地榆洗净，晒干切片，微炒半生半熟，细末，二两　血余即小儿新胎发，用肥皂洗十数次，务要洗净，去尽油污，方入铜杓内炒成灰，净五钱　烂棕洗三五次，务要洗净，用炭火烧灰，净五钱

上三味称明白和匀，每早服三钱，空心酒下或米饮亦可，药完极效。

败毒散

穿山甲剉碎，炒，一钱　白芷五钱，炒，半生半熟，虫者勿用　大黄五钱，半生半煨，若实人俱生用

上三味俱为净末，和匀，每服三钱，用金华酒调下，重者随立效散，但觉腹中作痛，则脓从大便中出矣。

治痔疮痛不可忍。

黄连　槐花　薄荷　鱼腥草各一两

上为细末，每服一二匙，食前白酒调下即止。

又方

用好冰片一二分，研细末，打葱汁调匀，饭锅内顿化，涂之即止。

经验胆槐丹

十月上巳日，取槐角子，拣肥嫩结实者。用新黄瓦盆二个如法固济，埋于背阴墙下，约二三尺深。预先寻取黑牛胆五六个，腊月八日取出槐子装入胆内，高悬阴干。至次年清明日取出，入好瓷瓶内盛放。每日空心滚白汤吞服，初一日一粒，二日二粒，三日三粒，加至十五日十五粒，以后日减一粒，周而复始。不问远年近日痔疮并皆服之，其效如神，亦能补虚。

又方

治痔漏卧床，策杖方能移步者。旱莲草一小把，连须水洗净，用粗碗捣极烂如泥，极热酒一盏冲入饮之，剩渣再捣烂敷患处，重者不过三服即愈。

又方

五倍子、皮硝煎数十沸，取去渣，乘热盛木盆中，四围板盖，留中一孔熏蒸良久，用手淘洗至汤冷乃住，甚效。

又方

治痔漏，用蜣螂不以多少，焙干为末，先用白矾水洗，贴之。

又方

用槐花炒，枳壳去瓤，各一两为末，用醋糊为丸如桐子大。每服二十丸，米饮汤空心食前下。

又方

熏洗药。用凤眼草、赤皮葱根二味，捣粗用浆水滚过，坐盆内令热气熏痔，但通手洗之，如此不过三次愈矣。

又方

治五痔，用桑耳二两捣为末，食前粥饮调下二钱，效。

又方

肛门边肿硬痒痛不可忍，以白矾三分碎研，用热童便二盏化开，洗痔上，一日二三次洗之。

又方

用桃树根煮汁，一日二三次洗之，或用盐汤洗。

又方

用枳壳烧烟熏，枳壳煎洗，枳壳为末，米饮调服甚效。

治外痔。用淡竹叶捣汁搜面作馎饦煮熟，空心吃，效。

又方

治脱肛门。用槿树叶煎汤熏洗后，以生五倍子、白矾等分为末敷上。

治痔漏疮。

槐角二两　熟地二两　黄芩一两　黄芪一两　黄连一两
秦艽一两　枳壳一两　当归一两　防风一两,去净升麻一两
连翘一两　地榆一两　阿胶五钱　白芷五钱　川芎五钱

共为细末,酒和为丸如桐子大。每服五十丸,空心无
灰酒下。忌鸡鱼烧酒。

大小便不通门

治大小便不通方

用蜂蜜一酒盏,入皮硝二钱,滚汤一茶钟,空心调下。

又方

用皂荚烧研末,粥饮下三钱。

又方

治大肠有风,大便秘结。皂角去子,炙　枳壳去瓤,
麸炒

上等分为末,蜜丸梧桐子大,空心米饮下七十丸。

又方

治大肠虚秘而热。

白芍药一两半　生地黄　归身各一两　条芩　甘草二钱

上为末,糊丸白汤下七八十丸。

又方

润血燥大便不通。

麻子仁　当归　桃仁　生地黄　枳壳各一两

上为末，炼蜜丸如梧桐子大，每服五十丸，空心白汤下。

又方

名五仁丸，治津液枯竭，大肠秘涩。

柏子仁半两　桃仁、杏仁炒去皮尖，各一两　陈皮四两，另为末　松子仁一钱二分　郁李仁炒二钱

上五仁别研为膏，入陈皮末研匀，炼蜜丸如梧桐子大。每服五十丸，空心米饮下。

又方

治老人气秘，大腑不便。紫苏子、麻子仁，各等分研烂，水滤取汁，煮粥食之。

治小水不通方

葵子　茯苓去皮，各等分

上㕮咀，每服四钱，水二钟煎至一钟，去渣，食前服。

又方

生车前草，捣取自然汁半钟□，蜜一匙调下。

又方

棕树皮毛烧灰存性，以薄酒调下，即通利，累试甚验。

治腹胀小便不通。用瓜蒌仁不以多少，为末。每服三钱，温酒调下，不饮酒，以米汤调服，以通为度。

又方

用盐填满脐中，以艾灸盐上，又以乌梅肉为末。水调

二钱服，或以麻皮一握细切，入甘草少许同煎服。

又方

治小便难，小腹胀，不急治，杀人。用葱白三斤，细切炒热，以布裹分作两处，更替熨脐下即通。

又方

用猪胆投热酒中服，立通。

新增：小便不通。每用五苓散内加车前子、木通、滑石、瞿麦穗，连进二服，效。

又方

用琥珀屑为末，二钱，空心葱白汤调下，不过三服愈。

新增：小便不通。用真陈皮一两，不去白，酒煮，焙干为末。每服三钱，温酒调下。

治大便不通。用猪脂六两，水一碗，煮三沸，饮汁立通。

又方

用猪胆一个，入好醋少许，扎鹅毛管上，灌入粪门，效。

又方

用萝卜子一合，研碎，冷水调皂荚灰二三钱服。

新增：苏麻粥，治虚弱老人大便秘结。紫苏子、麻子仁，无则芝麻代之，上，等分不拘多少，研烂煮粥食之。

治小儿大小便不通，腹胀如鼓者。治方用葱白连根一大个，勿洗，艾心三个，羊屎七粒，灶心灰一把，共捣碎泡，煨热，缚脐上愈。

治小便不通，神效。以皮硝填满脐中，上以槐皮盖之，却以艾灸炙槐皮即通。

头痛门

都良丸

治头风疼甚效。

用白芷洗净，炼蜜为丸如弹子大，每服以荆芥煎汤调服。若因虚头疼，以人参一两，川芎五钱，煎汤服之，甚妙。

头疼方

细茶　香附子　川芎各一钱

上用水一钟煎至八分，临卧服下即止。

菊花散

治风热上攻，头痛不止。

甘菊花去梗　旋覆花去梗　防风去芦　枳壳麸炒　羌活去芦　蔓荆子、石膏、甘草炙，以上各一钱半，服一钱，葱汤调下

止痛太阳丹

天南星　川芎各等分

上为细末，用连须葱白同捣烂，作饼贴于太阳痛处。

治头痛方

上用水调草决明子末贴两太阳穴，效。

治头痛。用皂荚为末，吹入鼻中得嚏则止。

治远年近日一切偏正头痛。用萝卜取汁一蚬壳，令病人仰卧。右疼注左鼻，左疼注右鼻，左右皆疼，两鼻并注之。

治偏头疼绝妙。用荜拨为末，令患者口含水。左边疼令左鼻吸一字，右边痛令右鼻吸一字即效。

治偏头痛。用蓖麻子一两，去皮研烂贴痛处。

腰痛门

治腰痛。萆薢、杜仲、枸杞根等分，酒煮不拘时服。

又方

治腰疼并或时闪腰。杜仲、破故纸、胡桃仁各等分，上三味酒煎服，立效。

又方

用橙子核炒干为细末，三钱，以白酒调服即愈。

又方

用西瓜青为片，阴干为细末，以盐酒调，空心服尤妙。

腰痛立安散

杜仲去皮，炒断丝　橘核炒，取仁，各等分

上为末，每服二钱，入盐少许，食前温酒调下。

舒经汤

治臂痛不能举。有人常苦左臂痛，或以为酒饮，或以为风为湿，诸药悉投，继以针灸，俱不得效，用此方而愈。盖是气血凝滞，经络不行所致，非风非湿。腰以下食前服，腰以上食后服。

片姜黄二钱。如无则以嫩莪茂代之　赤芍药　当归　海桐皮去粗皮　白术以上各一钱半　羌活　甘草炙，各一钱

上作一服，用水二钟，生姜三片，煎至一钟，去滓，磨沉香汁少许，食前服。

治积年腰痛兼闪剉腰痛。用细白面一块如拳大，烧令通赤，好酒二大盏，淬酒内，便饮令尽，仰卧少顷，效。

胁痛门

治胁痛方

草豆蔻炒　枳壳炒　赤芍药　砂仁　香附子　乌药各等分

上用水二钟煎一钟，温服。

治胁下疼痛，神效。

小茴香炒，一两　枳壳麸炒，五钱

上为末，每服二钱，盐汤调下。

杂治门

凡人患小膀转筋，皆因两腿感寒，气血不能融运，筋不

得养，故致牵缩而转也。患此疾者，不分寒暑，先于未发之时，常以布与棉等裹暖小膀，使血气和暖流行则筋自不转矣。

凡人或盗汗不止。用香白芷一味不拘多少，为末，将自己唾津调涂脐上，□止。

又方

用枯白矾一二□唾津调塞脐内，以膏药封之即止。

凡人染时气热毒，烦燥狂言。用靛青一茶匙，以新鲜井水调服，效。

又方

用十二月所收雪水服之，愈。

治虚劳。用猪肚子酿黄糯米，蒸捣为丸，白汤下，并治小儿疳蛔黄病。

又方

枸杞叶半斤细切，粳米二合，瓦器中煮作粥，五味调和食之。

又方

治骨蒸劳热及五痔肠风下血，传尸劳气并虫咬心痛。用鳗鲡鱼酒醋五味煮熟食之。

治气卒奔上，呼吸有声，喘急欲死者。用韭菜捣汁饮。

治气结心下不散。用桃树上不落干桃子三两为末，每服空心温酒调二钱服。

又方

治大渴。用深掘大瓜蒌根削去粗皮，寸切，以水浸，一日换。浸五日取出，烂研，以细绢绞汁，如作粉干之。服方寸匕，日三四次，入牛乳尤佳。

治夜多小便。用纯糯米蒸糕一片，临卧令软，热啖之，仍以温酒下。不饮酒，汤下啖愈佳。行坐良久，待心下空，便睡一夜。十余行者，当夜便止。

治心恙①狂惑。用无灰酒二碗，真麻油四两，共和匀，杨枝二十条，逐一条搅一二百下，换遍杨枝，直候油酒相和如膏，煎至七分一碗。狂者强灌之，令熟睡，或吐或不吐，觉来即醒。

治舌强肿起如猪胞，以针刺舌下四边大脉，血出即消，效。切勿刺着中央脉，令人血不止则杀人，或以百草霜醋调敷舌上下，脱去再敷，须臾而消。此患人多不识，失治则死。凡舌肿，舌下必有虫状如蝼蛄、卧蚕，有头有尾，头小白，可烧铁针烙头上即消。

治舌胀出口。外用雄鸡冠刺血，以盏盛浸，舌就咽下即缩。

又方

治舌无故出血。以炒槐花为末，掺之愈。

又方

用乳发烧灰，水调一钱服。

新增：治舌上出血如簪孔者。用香薷一握，浓煎汁服

---

① 心恙：精神不正常。恙，原作"羔"，形近致误。

之，亦治心烦去热。

治口唇紧小，难以开合，不能饮食，不治即死。用白布作灯炷如指大，安斧刀上，捻烧令刀上汗出，拭取敷唇上，日二三度。或用旧青布烧灰，以酒服或和猪脂涂敷。又以蛇壳烧灰敷之，又以蛴螬虫灰、猪脂调敷，又烧乱发、蜂房、六畜毛灰，猪脂调敷，又马齿苋煮汁洗之。

又方

治唇紧燥裂生疮。用橄榄不以多少，烧灰，猪脂和涂患处。

产 门

治产一十八证。

妊娠产后病难医，我有良方付与伊。

重罗大黄为细末，醋熬三遍作膏奇。

红花炒浸加美酒，苏木煎汤世所稀。

更加黑豆汁三碗，重复煎熬和药饴。

第一，子死腹中：娠母因染热病，六七日间经传脏腑热极，以致子死母身坠在脐下，不得分离，命在须臾。急服回生丹三丸，胎气转热便生。

第二，产难：缘胎气已成，子食母血，临月足余血成块，俗呼为儿枕。临产时，儿枕先破，血裹其子，故难产。但服此药逐败血，斯须自生。其横生、逆生、胎衣不下等同。

第三，产后胎衣不下：母子分解既讫，母受其产血入于衣中，被血所胀，因此胎衣不下，令人胀闷，汤水不进。急顿回生丹三两丸，逐去衣中败血，自然下矣。

第四，产后血晕，起止不得，眼中见黑花：产后三日，血气未定，还入五脏，奔冲于肝。医人不识，呼为暗风，依此方治之即愈。

第五，产后口干心闷：产后七日以来，血气未定，缘三日后食面，面与血结，积聚在心，是以烦渴。医人不识，呼为胸膈壅闷，但服此药，万无一失。

第六，产后寒热似疟：产后虚羸，血入于心肺则热，入脾胃则寒，热极反渴。医人不识，呼为疟疾，误损产妇不知其数，宜依此方急急救之。

第七，产后四肢浮肿：败血走注五脏，转满四肢，停留回转不得，乃化为浮肿，遂败，四肢俱肿。医人不识，呼为水肿。水肿与血肿不同，水肿气急而小便涩，血肿气满而四肢寒。先服回生丹，去败血后服利水气药。

第八，产后血邪如鬼神颠狂言语无度：产后败血热气冲心，因物触动，所以心烦燥热，言语颠狂。医人不识，呼为风邪，宜急服回生丹。

第九，产后失音不语：心有七孔三毛，败血冲心，流入孔中，被血所闷，言语不得。医人不识，呼为脱阴脱阳。失音虽是难治，无方下药，殊不审视娠妇经脉行与不行，顺与不顺，令血气妄行，流入心孔，却乃反为难治，宜服此药。

第十，产后泻痢痛：娠妇未满月，误食酸冷坚硬之物与血相抟，流入大肠，不得克化，或泻脓血，或作污①刺，不得安稳，宜服此药。

第十一，产后百节酸疼：生产娠妇百骨支节开张，产后败血流入诸处，停留日久结聚不散，壅滞虚张，是以百节酸疼。庸医不识，呼为风淫，下药误损娠妇多矣。但服回生三五服，去其败血即瘥。

第十二，产后小肠尿血似鸡肝：娠妇月中将理失宜，饮食不得应心，兼以恼怒，以致败血流入小肠，闭却水道，是以小肠涩结似鸡肝，流入大肠，遂使大便涩难。医人不识，呼为五脏淋漓，伤损心肝，以致瘀血成块，形似鸡肝。殊不知败血入肠，闭涩水谷等道以致如此。但服此药三丸，必得全美而无差矣。

第十三，产后崩中：产后败血恶露未止之间，宜当服药调五脏，或食酸咸之物，寒热不一，因此荣卫不得调和，以致宫中便作崩漏，形色如肝，浑身潮热，背膊拘急，胸中烦闷。医人不识察其情，一概云为崩下。且妇人癸水将至，暴下不止，愆期过度，故曰崩漏。今娠妇血气正行，失于保养，以此成疾。但服回生三两丸，止其病源，万不失一。

---

① 污（wū污）：同"污"。疑为"疘"之误。疘，刺痛。

第十四，产后胸膈气满，呕逆不定：产后血停于脾胃，食满冲心，心气不平，胸膈胀满，呕吐过多。医人不识，云谓翻胃。且人不以谷气为主，胃口喜容，受而不运，动伤胃口而不容受饮馔，故曰翻胃。况娠妇血停于脾，心气相冲而为呕逆，如何谓之翻胃？但进回生丹二三丸，万无一失。

第十五，产后咳嗽，寒热不定：产后不能忌口，每食热面，结痰为块，上喘咳嗽，四肢寒热，心闷口干，浑身烦燥，睡☐多警，体虚无力，经脉不来，名曰血闭。腹痛面赤，因此难治，变作骨蒸，治须仔细。若服回生丹无应，纵有卢医扁鹊诊视，亦不得久停于世。

第十六，产后喉中似蝉声：血败冲遏于心，转入肺，肺主气，血冲心气，与血并结成块入于喉中，声似蝉鸣。人以为怪，娠妇得之，病者十不救一，回生丹一丸服即愈。

第十七，产后面黄舌干，鼻中流血，遍身色点，绕顶生斑。产后败血，五脏六腑皆满，流入肌肤，败血欲出，走流四肢，热结便生转还不得，固有此疾，可畏可惧，妇患此证，十无一二生活。如服此剂，必应痊愈。

第十八，产后便涩，腰疼似角弓：娠妇百日之外方脱体，今在月中，七日以来，食油面爽口之物，以致烦热不得安宁，因循不肯用药调治，兼百日内过伤房事，或久病后坐卧当风，取其一时快乐，不肯房中将息，宜乎有此病也。宜服回生丹即愈。

产后小便涩，大便迟滞不通。

血入房中谁更知，小便赤涩大便迟。

作寒作热常多汗，如醉如痴似游丝。

花发目前如碎锦，病缠心内似惊思。

只消一服回生药，莫是庸医骗帛资。

产后胎前下血。

妊娠始动原求医，四物汤中滕理芪。

艾叶阿胶兼熟地，川芎当归白芷齐。

香附更兼紫苏叶，水煎一服便相宜。

世人识得玄中妙，天妇和谐子嗣滋。

妇人经水不通。

妇人经脉犹地之沟渠也，沟渠壅塞则水道不行，妇人气闭则经脉不通，切不可因循养病而丧躯，要当急服回生丹以疏通之，保其天和，遂其化生，美哉。

不调荣卫服难行，气脉相和经自匀。

寒热失宜劳不息，气因生冷不相宜。

千金瘦尽非今日，渐渐尪羸①话语迟。

我有回生通畅药，一服能除万种疑。

室女经痼不通。

室女经脉与妇人不同，隐藏与胞络渐入子宫，至十三

---

① 尪（wāng 汪）羸：亦作"尪羸"，瘦弱。

岁出见始知人道。苟或喜怒寒湿失宜，因此经瘤不行。瘤者，干渴也。宫中癸水不行，犹地中之水阴，阴而干瘤也，室女身中亦就是也。《易》曰天一生水，地六成之，要先服四物汤至三五剂，使癸水生于宫中，然后以回生丹引导疏通，谓之水火既济。水火既济，如之何而不通哉，勿信庸医作痨瘵医之。

纯阴何事月经迟，贪食酸咸误损人。

饮食方餐冷风坐，血生血海海凝宫。

华池不润三焦热，烟气喉中腹闷疼。

神功自有回生药，一服皆通万事亨。

治胎前产后经行腹痛源流。

大抵妇人凡遇经来而脐腹撮痛者，盖冲任二脉弱，而血气与小肠二经虚而受风，便下之际，血气搏于风冷，一气相攻而痛，但服回生丹，无不效验矣。

回生丹方

当归　川芎　香附子　玄胡索　苍术　蒲黄　白茯苓　桃仁膏　熟地黄各一两　牛膝　山茱萸　三棱　五灵脂　地榆　甘草　羌活　陈皮　芍药各五钱，牙白者　木瓜　青皮　人参　白术各三钱　乌药二两五钱　良姜四钱　木香　乳香　没药各一钱

上照分两为细末听用，大黄膏和丸。

大黄膏方

大黄一斤，为细末　苏木三两，剉碎，用河水五碗煎汁三碗，

去苏木不用，存汁用　红花三两，炒黄色，入好酒一大壶，同煮三五滚，去红花不用，存汁用　黑豆三升，煮熟，取汁三碗，去豆不用，只用豆汁

上，先将前大黄末下锅内，着好米醋三四碗搅匀，熬成膏，如此三遍。次下红花酒、苏木汤、黑豆汁搅匀，开大黄膏入内，又熬滚成膏。取出，盆内盛之，将锅内焙干为末，与前回生丹药末和匀，却将大黄膏调丸如弹子大。不拘时服，每服一丸，酒顿化。

产后头疼身热有汗，谓之伤风，加桂皮末二分，葱姜汤服。

产后头疼身热咳嗽无汗，谓之伤寒，加麻黄末三分，葱姜煎，顿化服。

产后咳嗽不止，加人参三分，五味子八粒，苏叶三片，煎酒顿药连渣服。

产后无乳，加天花粉二分，归身三分，穿山甲二分，炙黄色为末，同入酒内顿化药，不拘时服。令乳母□奶千余转，其乳如涌泉自出。

□治室女经瘕不通，加蓬术三分，赤芍药末二分，姜黄末五分，天花粉末五分，每天不拘时服，经脉自然通矣。

□治妇人月信寻常前后不一，每服一丸，空心须顿化服之。忌生冷酸咸之物。

女癸水逆顺，调理源流，秘说丹药。

先正尝曰：妇人以经信为主，不调是荣卫不实也。血为荣，气盛则血行，气衰则血涩。荣卫和通，气血周流，百病不生。脏腑寒则血凝，热则血抟，泾①则血顺。故治妇人先揆其心性和平，故易治也。若性拗捩，故难治也。务要调理其心，心气不调则月经渐滞，或多或少，或前或后，孕育难成，百病生焉。谨按《神农本草》细详药性，以芎、归、熟地、香附、黄芪、白芍、乌药、黑豆为君，肉桂、黄芩、秦椒、白姜、粉草、三棱、寄奴、牡丹、蒲黄、阿胶为臣，陈皮、没药、石斛、蓬术为佐，防风、木香、贝母、白术、赤石脂为使，故名曰济阴补宫丹。此药滋养血气，调和阴阳，密腠理，实脏腑，治风除瘤冷。不可以药分两贵贱而有增减，务要依方制度，细末，炼蜜为丸如弹子大。每服一丸，空心细嚼，盐汤送下。忌生冷死肉血块之类。合药用净室，中勿与妇人。寻常无子者，服一月有孕。

人血瘕不孕源流。

夫血凝者，由冷热不调，饮食不节，思虑不绝，喜怒不辍，气弱血虚，触冒风邪，冷气入于龙门，邪气入于胞络，抟于气血则使月水不利，以致不通，渐结成块。又且月信未断，以令阴阳精气内入，经侯不调，内生积聚而为块，此终不孕也。若因产而生瘕块，按之而不陷，推之而

① 泾：通"经"。《素问·调经论》："形有余则腹胀泾溲不利，不足则四肢不用。"高保衡等新校正引杨上善云："泾有本作经，妇人月经也。"

不移者，脏气已虚，余血未尽，风寒所乘而血凝结，宜服济阴补宫丹得其生也。

济阴补宫丹方

川芎三两，不见火　当归三两，全身，细剉，酒煮　熟地黄三两，焙干　乌药四两，生用　黄芪一两　阿胶一两，炒成珠　肉桂一两，炒　粉草一两五钱　黄芩一两五钱　秦椒一两，炒，去目　茴香二两，炒　白姜一两，煨　黑豆三升，童便浸洗净，泡一日一夜，分作九分，蒸药　三棱一两，煨　陈皮一两　蒲黄一两五钱，筛净　刘寄奴　牡丹皮去心　没药另研　石斛去根　蓬术煨　白术　贝母各一两　防风一两五钱　赤石脂醋煮　木香各五钱　香附子四两，去毛，半生半熟

上剉为粗末片，黑豆拌匀，九蒸九晒，干为细末，炼蜜为丸如弹子大。每服一丸，空心细嚼，盐汤酒送。

妇人产后崩疾暴下源流。

夫带下有二候。未嫁之女月经初下，为惊而得，或沐浴冷水，或热而扇之，或以浴门当风，此室女病带之由也。如有家之妇，阴阳过多则胞胎受风邪，乘虚而入胞胎，触冷遂成秽液也，与血相兼，连带而下。产后带之由亡血失气，伤经动络，外邪袭，肌体虚，而冷气与热血相连，故使液而下。冷则多白，热则多赤，冷热相交赤白俱下。宜服鹤顶丹以主之。

鹤顶丹方

当归□全身，酒浸，一两五钱　黑附子五钱，去皮脐　龙骨

一两　赤石脂一两，醋淬　湖艾一两，醋煮干　干姜一两五钱，泡　牡蛎一两三钱

上为细末，醋糊为丸如桐子大，赤石脂为衣。每服五十丸，食艾酸白梅汤送下。

治产后腹痛神效，七贤散方

桂心　芍药　蒲黄　川芎各三钱　玄胡索五钱，炒　当归一两　麝香五厘

上为细末，每服二钱，空心盐汤送下。益母草末酒服，神妙。

治产前十八证，乌金散方

熟地黄　蒲黄炒　当归　干姜热水泡　桂心去皮　芍药甘草各四两

上为细末，每服二钱，好酒童便各半钟，煎八九沸调服。

治产经日不生者。龟板酒炒，五钱，甘草二钱五分，乳香灯心去油，为末，酒调二钱服之。

又方

鹿粪，干湿各三钱，姜汤服，立效。

治产横逆生，诸药不效。用艾炷灸右脚小指尖三壮，能顺。

一用灶心土，细研一钱，酒调服。儿生出，土仍存顶上。

治娠妇心痛难忍。用盐少许，刀上烧红入酒内，饮

即住。

治产难，用蛇蜕壳泡水，以浴产门。无令人见，自易。

一用百草霜，即锅煤，白芷不见火，各一两为末，醋服二钱，产。

一用柑橘瓤，阴干，临产烧灰，温酒调服即下。

一用好蜜、香油各一匙，热水调服。心烦，用冷水即下。

治产后血晕。用坏漆器烧室内即苏，或打醋炭亦效。

一治恶血，川芎、当归二味，水煎数沸，入好酒少许饮之。

固胎。用熟地黄、归身尾、人参、白芍药、白术、川芎、陈皮、甘草、桑上羊儿藤，原注七叶圆者，未详，今用桑络，即薜荔，有效，少加黄连、黄柏，入糯米煎服。血虚不安者加阿胶，痛者加缩砂。

红苋与马齿苋下胎甚妙，临产时煮食易产。

恶露不尽，小腹作疼。用五灵脂、香附为末，醋丸，甚者加留尖桃仁。

又方

五灵脂为末，神曲糊丸，陈皮、白术煎汤下。

凡妇人有胎，忽然肚腹疼痛或胎动不安，速将红枣十四枚火烧存性，用葱白二枝同捣烂，用好无灰热酒送下即止。如无小枣，可将大红枣用六七枚。

安胎如圣丹

煮鲤鱼一个，并汤食之，治胎气动甚效。

追生仙方

赤蓖麻仁十枚　　屋内倒挂龙三钱

上为末，捣成丸如黄豆大。每服七丸，空心温酒下，神效。

难产方

用鱼鳔三寸，烧过为末，酒下。横者令直即下。

治横生方

木柘枝，有刺者佳，一握，约长五七寸，六七茎，切碎，和生甘草五寸煎水服。

治胎衣不下，恶血凑心。其证心头迷闷，胎衣上逆冲心，须臾不治，其母即亡。

干漆五钱，为末　　大附子一枚，炮去皮脐，为末

上，用大黄末五钱，酒醋熬干，入前二味为丸如梧桐子大。每服三十丸，淡醋汤下。须臾又进二服，胎衣立下。此药可预先合下。

又方

用赤小豆一升，炒过，用水三升煮二升，去豆取汁温服，胎衣立下。

又方

用妇人自己手足指甲烧灰，酒调一服，须臾又进一

服，更令有力。妇人抱起，将竹筒于心上赶下，妙。

治孕妇逆生。其证孕妇欲产时遇腹痛，不肯舒伸，行动多曲腰，眠卧忍痛。其儿在腹中不得转动，故脚先出，谓之逆生。须臾不救，子母俱亡。

乌蛇蜕一条　蝉蜕十四个　血余胎发，一钱

上，各烧灰服二钱，酒调下，并进二服，仰卧，霎时儿顺生。

又方

用槐子仁七粒，并井华水吞下。

治产后眩晕生花，不省人事。截鹿角不拘多少，烧灰，以酒调服即止。

治产后血晕血迷。用多年陈荆芥穗，灯烟上燎焦黑存性。每服三钱，童便少兼酒调下极妙。

束胎丸

治妇人妊娠七八个月，恐胎气展大难产，用此扶助母气，紧束儿胎。

白术三两　陈皮二两，忌火　白茯苓七钱半　条黄芩酒炒，夏一两，春秋七钱半，冬半两

上为末，粥糊丸梧桐子大。每服五六十丸，米饮任下，食前服。

枳壳丸

治妇人妊娠八九个月，禀质肥厚，胎气壅隘，服此以宽和母气，令儿易产。

商州枳壳五两，麸皮炒赤 粉草炙，一两半 香附一两，炒

上为末，每服二钱，空心沸汤点服，日三。

一方加炒糯米同为末，白汤点服，令儿易产。初生微黑，百日肥白，此为古方之冠。若妊妇稍弱，恐胎寒腹痛，胎弱多惊，于内可加当归一两，木香半两不见火，则阳不致强，阴不致弱，二气调和，有益胎嗣。

达生散

治妇人妊娠八九个月，服此以扶正气，散滞气，妊娠稍虚者，得此尤佳。

大腹皮姜制 白术 白芍药 当归各一钱 陈皮 人参 紫苏茎叶各五分 甘草一钱半

上作一剂，水煎服，夏加黄芩或黄连、五味子，春加川芎、防风，秋加泽泻，冬加缩砂或通加枳壳、缩砂。胎动，加苎根、金银；上气，加紫苏、地黄；性急，加柴胡；多怒，加黄芩；食少，加缩砂、神曲；渴，加麦门冬、黄芩；能食，倍加①黄杨脑；有痰，加半夏、黄芩。

救生散

治妊娠妇禀受瘦怯，不宜服枳壳散破气之药。此方安胎益气，令子紧小，易产。

人参 神曲炒 麦芽炒 诃子煨，去核 白术麸炒 橘红炒

① 倍加：此2字原无，据《医学正传》卷六"妇人科中"补。

上六味各等分，为细末。每服三钱，水一钟煎至七分，空心食前温服。议者谓今时入月，合进瘦胎易产之药多用枳壳散，非为不是，但妊妇肥实者可也。若本瘦怯，不宜服此药，惟求生散安胎益气，令子紧小，无病易产最为稳当。

育麟丸

治妇人临产艰难及产后血块未尽诸症。

当归三钱　川芎二钱　枳壳二钱，麸炒　香附一钱半，炒

粉草七分　苏叶八分　陈皮二钱

上为末，加琥珀末二钱，蜜为丸如圆眼核大。每服一丸，临产芎归汤，产后陈皮汤磨服。

神寝丸

治妊妇临产月日，破滞气，瘦胎易产，通明。

乳香五钱，另研　商州枳壳一两，麸炒

上为末，炼蜜丸梧桐子大。空心温酒或米饮吞下，临月用之，瘦胎易产极效。

三合济生汤

以枳壳芎归达生二方，抽其精粹而合成此汤。临产艰难，一二日不下者，服此自然转动下生。

枳壳二钱，麸炒　香附一钱半，炒　粉草七分　川芎二钱

当归三钱　苏叶八分　大腹皮姜汁洗，一钱半

上，用水二钟煎至一钟，待腰腹痛甚，服之即产。

催生丹

疗产妇生理不顺，产育艰难或横或逆，大有神效。宜天医日合。

十二月兔脑去膜，研如泥　通明乳香一钱，研细　母丁香一钱，为末　麝香一字，研细

上，以乳、麝、丁香拌匀，入兔脑髓和丸鸡头大，阴干，油纸密封固。临产服一丸，温酒送下立产。男左女右，手中握药出，神验。

催生不传遇仙方，治妇人坐草艰难。

蓖麻子二十四颗，去壳　朱砂　雄黄各一钱半　蛇蜕一尺，煅

上为细末，粥糊丸弹子大。临产时先用川椒汤淋洗脐下，纳药一丸脐中，仍以蜡纸数重覆药上，软帛拴系，产则急取药去，一丸可用三次。

如圣膏

治证同前。

用蓖麻子七粒去壳，细研成膏涂脚心，立产。急洗药去，迟则肠出，却以此膏涂顶上，肠自缩入。

一方用蓖麻子百粒，雄黄末一钱同研，用如前法。

猪肝蜜酒法

治妇人胞水早行，胎涩不下。

猪肝　白蜜　醇酒各一升

上三味，共煎至二升，分作三服。不能服者，随多少缓缓服之。

夺命丹

治妇人血冷凝涩，胎衣不下。

大黄四钱，酽醋煎膏　黑附子一钱，泡去皮　牡丹皮四钱

干漆一钱，炒烟尽

上为末，以大黄膏同鸡子白捣匀梧桐子大，温酒急吞五七丸，如未下再用后方。

牛膝汤

治妇人生理不顺，用此滑利水道，令儿易产。

牛膝一钱，酒洗　瞿麦一钱　滑石二钱　当归酒洗　木通

各一钱　葵菜子一钱二分半，如无，用黄蜀葵花

上剉分三服，水二钟煎至八分，温服，须先合预备。

治产后即眠，致败血冲心，发晕欲死者，即便扶起，用陈皮煎汤，加些好醋服之愈。

治难产。将本年历日前面簿壳有字并印在上者烧灰，白滚汤服，即产。

产难及胞衣不出。即贝母七枚作末，酒调下。

治死胎难下者。用麝香五分研末，官桂二钱另研末，和匀，作一次，温酒调服即下。

治胎横不下。用牛粪和酒糟放在钵内，炒至极热，将粪在脐上以布巾束之，立下。

产后晕绝。半夏一两为末，冷水丸如大豆，纳鼻孔中即愈。此扁鹊法也。

治孕妇咳嗽。贝母去心，麸炒令黄，去麸为末，研沙糖拌匀丸如鸡头大，含化一丸，神效。

治妇人胎漏。用葱一把浓煮汁饮之，神效。

治妇人胎漏下血，手足厥冷欲死。用生艾汁二盏，牛皮胶、白蜜各二两，煎一盏半，稍热服之。无生艾，浓煎干艾。一方加刮下青竹茹一大块同煎，效。

治妇人因争斗或跌扑从高坠下，或为重物所压，触动胎气，腹痛下血，服此后觉胎动极热。胎气已安，用缩砂不以多少，于熨斗内炒令热透，去皮取仁，研为末。每服二钱，热酒调下。不饮酒，煎盐汤或米饮下。

又方

用苎根一把洗净，生姜五片煎汤，调粥服之。

治孕妇心腹绞痛。用枣子十四枚，烧焦为末，童便调服之。

治孕妇儿在腹中哭。用多年空屋下鼠穴中土一块，令孕妇噙之即止。

治妇人胎前产后赤白痢。用败龟板一个，醋炙黄，捣为末，米饮调下。

又方

治怀胎下痢赤白绞痛者。用鸡子一个，乌者尤妙，箸头开一窍子，倾出清汁，留黄在内。黄丹一钱入前鸡子壳内，打令匀，再用纸厚裹，黄土固济，火中煨，取出焙干为末。每服二钱，米饮调下。一服愈者是男，二服愈者是女，试效。

又方

应急催生，随其便而用之。用清油同蜜等分少许，汤调顿服，蜀葵子炒为末，顺流水温暖调服，亦下死胎。好京墨，新汲水浓磨服之，墨水裹儿出，效。败笔头二个烧灰，以藕节研自然汁，温酒调下，效。

产妇坐草时，取露旁草鞋一只，用鼻络小耳绳烧灰，温酒调服。如得左足者是男，右足者是女，覆者儿死，侧者儿惊，自然理也。似非切要之药，催生极验。

催生方

用百草霜、滑石、香白芷各一钱为末，童便醋下，或当归汤下，或姜汁下，效。

治妇人子死腹中，口中屎臭，舌青，口出冷气，指甲青。用瓜蒌根为末，逆流水调五钱服。

又方

治子死胎不下，胞破不生。此方累效，治人几万数。用鬼臼不以多少，黄色者，去毛研为末，细如粉，不用罗，以十指捻之。每服二钱，用无灰酒一盏同煎至八分，通口服，立生，如神。

新增：产后血崩不止。香附子二两，炒莲蓬壳五个，烧存性为末。每服二钱，空心米汤调下，极效。

治产后子肠出，不能收者。用枳壳去瓤，二两，煎汤，温浸良久即入。

产后恶物不绝，腹痛者。用姜黄末，酒调方寸匕，日三服。

治产后腹胀痛，不可忍。水煮鼠粘根为饮，一服愈。

妇人杂病门

治妇人患吹乳，初起肿痛未成脓者。用生半夏一个为末，将葱白半寸捣和为丸，绵裹塞鼻，一夜即愈。必须左乳塞右鼻，右乳塞左鼻，验。

魏元君济生丹

专治妇人女子赤白带下等疾。以荞麦面不拘多少，用鸡子清为丸，每服三五十丸，白汤送下。

治妇人血崩不止，诸药不效，服此立止。

用甜杏仁上黄皮烧存性，为细末。每服三钱，空心热酒调下。

又方

用白矾飞过为末，面糊为丸如指头顶大。每服一丸，黄酒送下。

又方

香附子童便浸，冬七日，夏三日　地肤子即秃扫帚也，干者炒用。如用干苗亦炒过。若用生苗，捣汁调和上二味服之更妙　旧棕履底用其旧者，洗净，烧灰存性

上三味，各等分为末，以热酒调服。初觉血以渐而

少，由紫色而红，以至于无如血。仍前不止，加荷叶蒂，焙干为末和前药，用酒调服即止。大抵此病原于心，不可骤止之，须以渐，且调且止，之后用前四物术苓香附方服甚好。

又方

用香附炒焦黑，研末，酒下三钱，三服即止。

又方

治血崩垂死者。

用草鞋鼻头一双，每取三寸，又用箬皮包乱发，俱烧灰存性，用酒煎调服即苏，而血亦止。

又方

败棕烧灰，五钱　五灵脂五钱　莲蓬壳烧灰，五钱　香附子一两

上为末，醋糊为丸，米饭汤送下或七丸或十丸。

枇杷叶丸

治妇人血崩，经事失期，或前或后。能令有子，极效方。

枇杷叶二斤，蜜炙　枸杞子半斤　山药一斤　山茱萸半斤　吴茱萸一两

上各为末，炼蜜丸如梧桐子大。每服七八十丸，清米饮下。

又方

妇人血气不行，上气冲心，用丝瓜儿一个，烧灰，空

心酒调服。

治妇人血崩，用槐木耳烧灰为末，每服二钱，酒调下效。

治妇人血崩不止。用槐花一两，棕花烧灰五钱，水煎，入盐少许，空心服，或以乌梅汤下。

又方

用莲蓬壳烧灰存性，酒服方寸匕。

治血崩不止。用白扁豆花焙干为末，紫者不用，炒米煮饮，入炒盐少许，空心数服即效。

治血崩。用野红花取根，洗净，研汁半盏，以温酒半盏相和服之，立止。

治妇人赤白带下。用好酒同艾叶不拘多少，煮鸡卵一个熟，空心只食鸡卵。

又方

治妇人赤白带下。用酸石榴五连枚①捣汁。每服半钱，空心下。

治妇人血风攻脑，旋晕倒地，不知人事。用嫩苍耳草不拘多少，阴干为末，热酒调服一钱，效。

治妇人脏躁，悲伤欲哭，象鬼神所附者。用小麦一升，甘草三两，大枣五两，每服一两，水二盏煎至一盏服。

---

① 五连枚：《急救良方》作"五枚连皮"。

治妇人自哭自笑。用红枣烧存性，水饮调下其效。

治妇人乳痈。用赤小豆三合，酒研烂去滓，温服，留渣敷患处。

又方

用皂荚刺烧灰，和海蛤粉为末，热酒下，揉散亦可。

治妇人癖块。用小便服之，每日温酒服一盏至一十日，血片下即瘥。

治妇人血山崩。用木耳一两，半生半炒，为细末。空心米饮调下，只作一次服，效。

治血崩。贯众一味，秋冬挖得，以铜刀切细，将小米泔煮滚，一日一次，浸七次，晒干为末。空心醋酒下一钱，酒多醋少许。

饮食门

黑砂糖与鲫鱼同食生疳虫，与笋同食成癥癖。

鸡肉与韭菜同食，生虫。

猪肉与姜同食，生风。

猪羊肉与荞麦同食，发风热。

葱与蜜同食，相反致疾。

蟹与柿同食腹痛，成泻痢。

苋菜与鳖同食，生血鳖。

鲜莲肉带青心食之多者，令人致霍乱。

糯米煮粥吃，补阴益气，又能安治。

黑豆煮汁饮，能解乌药附子毒。

赤豆煮汁饮，能令女人通乳。

紫苏，能解螃蟹诸鱼毒。

早稻梗烧灰淋汁一碗，冷服，解砒霜毒。

绿豆作枕，能明目，又治头风痛。

黄连汁，能解巴豆毒。

生姜汁，能解半夏毒。

扁豆，能治霍乱转筋吐泻，又解河豚毒。

芝麻嚼烂，敷女人裙边风疮，立效。

鹿角菜，治小儿骨蒸痨热，散风热邪气。

芫荽，如小儿痘疹不出，以酒研之，喷在卧处即出。

食盐，早间将来擦牙，牙不出血，并治牙蛀牙龈肿痛。

酱内蛆，用草乌五七个切碎，撒入酱内，自死。

三月三日采桃花，阴干，浸酒服之，杀痊恶鬼，令人好颜色，除水肿石淋，利大小便，下三虫，除百病。

衣服门

油污衣服，先将滑石研极细末，掺在油污迹上，又将薄草纸盖在滑石上，用熨斗火慢慢隔纸熨之，油即去。

又方

用未倾银生罐为末，河水调服①油处，晒干无迹。

---

① 服：疑为"敷"之误。

墨污衣服。用湿饭粘放墨迹上，以手搓之，将水洗去，再搓再洗，墨迹即出。

收藏毛褐羢羶皮衣帽等，须要晒干，打净待冷，用纸包花椒四散，婴①在衣内，再用青布包紧不生蛀虫，或以苎麻铺在箱内及放在衣服内尤妙。

漆污衣服，用香油搓洗，以温汤摆过，又细研杏仁搓之，温汤再洗二三次，无迹。

血污衣服，即用水急洗之则去。

疮疖脓血污衣，用牛皮胶煎汤，洗之即净。

蟹黄污衣，即用蟹壳内白腮条搓洗之即净。

杂事门

验缸坛内有无搀水，用干纸团一个，捻紧入油坛底，放开少顷，仍将纸团宽宽捻出，有水无水即见。

凡缸坛上有碎缝，用铁屑将醋调抹缝上，铁屑锈牢即不漏。

治菜园生虫，用死蟹抛粪坑内，取其粪浇菜，虫自灭。

治酒酸，用炒黑豆二升，石灰二升，量酒多少加减石灰，另炒黄，乘热倾入酒缸内，一二日即转好。

治烛淋，将盐放在淋缺之处自止，或以未淋之前，四

---

① 婴：疑为"糁"之误。糁，洒，散落。

围俱放些盐，烛自不淋矣。

又方

如烛淋在这一边，将箸一支倒转递过去，横放在不淋那一边烛台之上，淋自止。

治苍蝇，用藜芦为末，酒拌放盘碟内，或洒在柳枝上，苍蝇食之即昏运落地，令人去之。如在内室，以鸡啄之尤便。

凡裱褙字画，加些萝卜汁在浆糊内即不瓦。

凡裱书册字画，用生矾末并花椒末、黄蜡入浆糊内褙之，虫鼠不侵。

凡藏书画，将樟包放在内，不生蠹鱼。

凡砖缝内生草，用官桂为末铺入砖缝中，草自不生。

凡大人小儿抬轿出路，若遇面前□内风来，即将其轿倒抬而行，即不受风寒之患。

凡人坐各处，坐船如遇船旁有坑，厕房出粪水眼者，须防行李装重之时，横风使蓬此眼内进水，湿坏行李等项，宜塞之。

凡人遇雷电之际，切记不可仰睡，恐触天怒。其露天解手时，切勿对日对月，亦恐触犯阴阳，以致损寿也。

黑须发方

取桑椹黑者一斤，和蝌蚪子一斤，瓶盛封闭，悬屋东头一百日，化为黑泥，染白发如漆。又取二七枚，和胡桃脂，研如泥，拔去白发，点孔中即生黑。

不饥方

取南烛，南方谓之黑饭树，茎叶捣碎，渍汁浸粳米，九浸九蒸九暴，米粒正黑，袋盛之。可适远方，日进一合，不饥。

黑须方

用母丁香为末，以生姜汁和，拔去白须涂孔中，异常黑。

又方

用胡桃和胡粉为泥，拔白须发，以纳孔中，再黑。

六畜门

治猫癞。以柏油擦之，再发再擦，二三次除根。

治狗虱。用潮脑擦毛内，以大桶或箱盖之，虱即堕地，急令人掐死之。

治猫狗虱癞。用桃树叶捣烂，遍擦其皮毛，隔少时洗去之，一二次俱除。

治鸡病。以真麻油灌之，愈。

治鸡哮。用白菜叶包鼠粪，蘸香油压之，愈。

治鸡瘟。用猪肉切碎喂之，愈。

又方

将雄黄为末，拌饭喂之，愈。

治猪瘟。用白萝卜连茎喂之，愈。

治狗咬。用杏仁去皮尖，捣烂涂之，愈。

治牛马六畜因食水谷有伤并瘟疫。用酒加些麝香末在内灌之，神效。

治牛马疥癞。用荞麦梗烧灰存性，淋水洗之，愈。

又方

用藜芦为末，水调涂，愈。

治风犬咬伤。取人粪新抛者急涂之，方免后患，不然毒入人心即不可救，切记切记。

鹤病。用蛇或鼠或大麦煮熟喂之，愈。

鹿病。用盐拌豆料喂之，常喂豌豆则无病。

煨灶猫专在灶里及火边睡者。用猪肠或鱼肠入些硫黄在内，煨熟喂之。

卷之四

治痘门

气尊血分者生，毒参阳位者死

始顺：初出血点，淡红润色。

出逆：▨ 形如蚕①种，紫黑干枯。

图险：▨ 圆晕成形，干红少润。

一二日初出之象如粟，于口鼻腮耳年寿之间，先发三两点淡红润色者，顺之兆也。于天庭司空大阳印堂方广之处先发者，逆之兆也。虽稠红润泽成个者，险也。顺者不治自愈，为气得其正，血得其行，其毒不得妄行肆其虚也。逆者不治，为气涩血滞致毒妄参阳位，无以当其势也。险者毒虽犯上，其气血未离，忧虞之象未可加治。俟其气血交会之后，以保元汤加桂主之，谨防气泄血散，将无述②矣。

阴阳得道而形圆，气血成功而毒化

圆顺：Ω 气溢血附，饱满光洁。

混逆：▨ 气失血散，枯死不荣。

---

① 蚕：原作"吞"，形近致误。

② 述：疑为"救"之误。

图险：⊙ 顶陷不满，光洁真神。

二三日，根窠圆混，气之冲满也。气之冲满，血必归附，为顺。根窠无晕，气离血散，为逆。根窠虽圆而顶陷者，血亦难聚，为险。顺者不治自愈，为气血得其道也。逆者气血交会不足，致毒乘机而犯内也。险者为气弱，不能领袖其血也。以保元汤加川芎、官桂扶阳益阴，岂有不瘥者哉。

形圆而体天象，色润而现精华

形顺：O 气满血荣，鲜明光泽。

色逆：☆ 绵密如泡，黑紫干红。

图险：◉ 根窠虽起，色惨不明。

四五日观痘势之形色，则知气血之壮弱，受毒之浅深，此治法之大要也。其形尖圆光泽，大小不一等，气和血就，顺也。其形绵密如蚕种，黑陷干红，紫泡者，逆也。其形根窠虽起，色不光洁，生意犹在，险也。顺而愈，为气拘血附，各得其道而毒自释。逆而不治，为气血相离，纵毒内攻。险而治，为气弱血盛，势虽挟毒犯上，然得交会分明。用保元汤加芍药、桂、米助卫制荣，斯为调燮之妙。

气血并隆能制毒，盈亏双治见神功

起顺：O 气会血附，红活鲜明。

发逆：◣◢ 气背血离，干枯绵密。

图险：O 气弱血荣，色昏红紫。

五六日，气盛，血荣于内则发扬于外，为顺；气虽旺而血不归附，其色灰陷，或紫陷，或发为水泡痒塌，为逆。气虽旺，血虽归附，不厚，其色光白不荣，为险。顺者自愈，为气血丰厚，毒受制也。逆者不治，为气弱血衰，致毒下陷而外剥也。险者易治，为气盈血弱，不及归附，用保元汤加木香、归、芎，助血归附气位，非手气不足以全中和之道也。

气血胜淫邪之毒，乾坤顺造化之情

浆顺：◑ 气化浆行，光洁饱满。

图险：● 气血少足，光润有神。

五六日，气盈血附，其毒自化，化则成浆，顺也。气陷血衰，其毒内伏，伏则不成浆，逆也。气交不旺，血虽归附，不能成浆，险也。顺者可不治而自愈，为气血得中其毒自解也。逆者不治，为气血相离，不能制毒而外剥也。险者须急治之，为气血少寒，不能振作，急投保元汤加桂、米助其成浆，而收济惠之伟功，斯为治矣。

血渐收而毒溢，气已满而神凝

浆顺：○ 气足血微，神全光润。

足逆：✦ 气陷不满，色枯干紫。

图险：◑ 气弱血附，光润不枯。

七八日，气旺血附，其毒化浆，顺也。气血乖离，其毒不化浆，逆也。其气血少缓，毒虽化而浆不满，险也。顺则不烦，治而自愈，为气旺，拘血化毒之故也。逆则难治，为气血不及，不能振作以制其毒，以发痈发疗者，可生外剥内伤者，必死。险则可治，为气血有碍，不能大振，以保元汤加桂、米发扬助浆，斯可以保全生命矣。

血赖天和而保命，气刑毒化而成功

浆顺：☾气壮血化，毒始去身。

老逆：✿气陷不满，毒成外剥。

图险：◉气平少冲，红黄色润。

八九日，浆足，气血之功成矣。气血功成，生命定矣，如无他证，顺而已也。浆不足者，气血尽而大命临之，逆矣。浆不冲满，血附线红，气弱而险也，以保元汤加姜、米以助其气而驾其血，斯浆成也。于此可见施治者之妙道也。

邪正明君臣道济，真元固气血功成

血顺：◉气平血收，光色始敛。

图险：○气少冲满，血亦有方。

十一二日，血尽毒解，气调浆足，此生生自然之理也，为顺。或血淡而浆薄，或血凝而浆滞，以见气亏而毒不解，为逆。血尽浆足，湿润不敛者，内虚也，为险，以保元汤加芩、术，以助收敛结痂也。

君道成而臣立致，神化全而毒势平

痂逆：◉气血不全，功亏一篑。

图险：◉气血效力，神化大过。

十三四日，气血归本，毒既殄灭，浆老结痂，顺也。

毒未脱形，诸邪并作，虽云结痂，此其逆也。毒虽尽解，浆老结痂之际，或有杂证相仍，以保元汤随证加减，不可峻用寒凉大热之剂，恐致内损之患故也。

蜕尽客感淫邪之火，补全大和造化之功

还顺：气血无恙，痂落瘢明。

元逆：气血两亏，天年尽矣。

图险：气血功收，神化少全。

保元汤

人参二钱　黄芪三钱　甘草一钱

上用水一钟，生姜一片，煎服。

十四五六日气血功收，痂落而无他证，顺之征也。痂未易落，寒战咬牙，谵语狂烦，疔肿作者，无可生路，逆之兆也。痂落潮热，唇红口渴，不食者，险之证也，以四君子汤加陈皮、山楂、黄连，渴甚加参苓白术散，不解，以大连翘饮去黄芩主之。证去之后，多有内损或余毒未解，此则尤难治也。

痘之初发，阴阳交会，不得其一，则诸恶证生矣。盖气血不能胜毒，甚至灭亡，得其生者，百有一焉。予尝闻其痘之恶证，七日前后为陷，为泡，为痈，为疔，为痒塌，为倒陷，如此者，有因毒胜而不治，有因毒胜而自痊，难于知识疗理。惟其阳毒内溃，媒孽于表里受伤之初，又非气血能胜其所胜而救其危也，故另立治法图式，开陈于后，尚冀治是者，当加慎密，深为我而

察之。

治痘如蛇皮脱破。用多年盖墙稻草为末，掺上即结痂盖。

治痘毒攻眼肿不能开。用象牙磨浓水，洗之即效。

气弱毒滞而成形，血附浆行而顺道

顶陷图：◉ 阳虚阴实之象，故性好下陷也。

七日前后五陷者，气不足也。气不足不能收血而毒不能成浆，盖气不能胜毒故也。七日前后见此，宜治以保元汤加芎、桂、糯米温胃助气，又以水杨汤沃洗之。血不荣，加归，至十一二日，浆足或有之。如血气光泽有起势者，亦不可过于治也，深恐洒而过盛，反雪百骸，或血如死灰，浆不满足，其血虽附，不荣而兼有内证者，生命不可保安。

九仞山成功亏一篑，两仪道否治赖孤阳

倒陷图：◎ 内外俱虚之象，气血势离，故满而复陷也。

七日前后倒陷者，气血衰也。七日后根窠发足浆行之，次因泻气陷毒，即随气血而反陷也。如血不走，归附鲜明，卫护之力犹在，治必有可拯之理。其血不雇，亦必挟毒攻内，祸复起于萧墙，其可救乎，急以保元汤加苓、术、肉豆蔻，渴以参苓白术散主之。又有峻用发泄毒剂致伤元气，而气血随毒势反陷伏者有之，用于保元汤者岂有是患，诚谓一丝九鼎，治者不可轻视。

毒聚媒孽之初，功收裨补之后

毒：外实内虚，阳之象也，故性外旺。

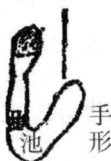

痈毒图：手形，手之三阴交会之处；

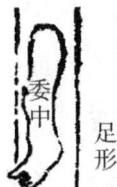

足形，足之三阴交会之处。

七日前阳毒者。凡疮也，或疮未痊及初结瘢处肉分必虚，毒受气血相击，周流百脉，必趋虚处而出也。盖阳疮阴毒混杂一党，反胜诸毒，而名之也。

其毒湿润者，为气血俱盛而诸毒易成浆也。其毒枯燥干红，气血俱弱，毒与诸疮相抗而俱不成浆也，治法同彼。顶陷，如枯转润、红变白，其浆自溢，于此可见治者之功效也。

毒众于已发之未发，功收于欲危之未危

七日后发痈者，阳毒也，痘之毒并聚一处而假其名也。盖气血不能拘收，乘载其毒，使气弱血盛，阳分空虚，血则载毒传注四肢合处。合者，海也，曲池、委中是也。毒不成浆，七日前后发者，宜纵之发其毒，并从此而出也。若治其毒，必随痘而散，内攻脏腑，必无可生理。如痘毒已先血气丰盛，宜解散其余毒，以保元汤加解毒汤主之为妙。

气有全道之功，毒无立身之地

疔毒图：中实外虚，阴之象也，故性犯内。

九日后发疗。疗者，钉也。毒参阳位，聚而自成窠穴已。盖气位弱，而血分不密，其毒性不能自散，故聚结而成其形。如气固血盛，则毒受制归附，岂有是耶。结于四肢，或小或大，近脏腑，虽抵穿筋骨者易治；结于头面腹背，逼近于内者，其势必攻穿脏腑，难治。如不穿者，急治，治不可加峻，以保元汤加牛蒡子、当归、荆芥，助气逐毒，待毒液满自释也。

治痘未出。用丝瓜连蒂一截，烧灰，朱砂一岁一分，调末，蜜服。

又方

飞面一升，兔血丸黍米大，朱砂为衣，每服七丸，三服全少。

治小儿病惊，痰盛，梦中手脚抽掣，弄舌多笑，吐乳下泄。

牛黄五分　琥珀一钱　朱砂三钱，水飞过　天竺黄二钱五分　雄黄七分，水飞过　麝香七分，各另研　牛胆星一两　茯苓三钱，去皮　金银箔各五十片

上名牛黄抱龙丸，甘草四两，煎膏，丸皂子大，热水化服。

治小儿病疳，五经肥热，大便不调，小便下地如米泔色。

胡黄连五钱　黄连五钱　朱砂一钱五分　芦荟　麝香各三分，各另研

上名胡黄连丸。为末，入猪胆内，线钓瓦罐，浆水煮一二沸。取出，入芦荟、麝香，饭和丸粟米大，每服二十，米饮下。

又方

用粪桶底夏月蛆烧灰为末，杂物中食，渐愈。

治小儿病积，杀虫和胃止渴，进食消积气，长肌肉。

胡黄连　黄连去须梗，泔洗　芦荟另研　木香　白芜黄去扇　青皮去白　鹤虱　雷丸取白色者佳，赤色者戒用，各五钱　麝香一钱，另研

上名芦荟丸，粟米饭丸末绿豆大，每服二十丸，米饮下。

治小儿病热，焦燥睡卧不安，烦渴，小便少，盗汗，面好覆地。

黄连去须梗，米泔浸洗，取一两净　辰砂二钱，另研，水飞过

上名辰砂泻心汤。为细末，每服五分，甘草汤调下。

治小儿大便闭塞。豆豉一撮，葱白五个，捣烂，遏脐心即通。

以上痘法续增诸方，小儿切用，盖简易而易办者。

小儿痘疮入眼，红肿，流泪不止。

雄黄　朱砂各一钱

上用田螺二个，去顶，将药入内，却用流出水点之，三五次即愈。

淡豆豉，用一二板，研极细末，入儿口，以乳啖之。

能利脐屎，其毒自消。

抱龙丸

牛胆南星八钱，入腊月牛胆中阴干，百日内用。如无生者，水浸一二日，焙用　麝香一钱　雄黄水飞　辰砂细研，水飞　天竺黄各四钱　牛黄二钱

上为末，煮甘草糊丸如鸡实大。遇儿中暑发热与服，三岁一丸，薄荷汤下。

朱砂散

先用磁石引去铁屑，研极细末，每服一钱，用蜜水调吃。

黄柏膏

碾为细末，用香油成膏，傅于头顶、两腮上。

白芥子碾末，水调敷足心。白芥子乃子之白者，北方多有之，今俗以菜白者用之，非也。

干胭脂，用蜜水调匀涂目上，此乃洗花铺内红花膏子。对绿豆粉成环者，差讹。

羌苏散

痘疹初热用此方。

羌活　苏叶　陈皮　香附　甘草

四圣散

真紫草　木通　枳壳　甘草

如圣汤

赤芍　甘草　木通　粉葛　升麻　紫草

胡荽酒

用荽数茎，捣烂，入酒锅内煎滚，候温口喷，从上至足心，勿喷头面。

犀角地黄汤

生犀角　生地黄　牡丹皮　赤芍　甘草

人牙散

治痘初出光壮，忽然黑陷，心烦气喘，妄语，或见鬼神。急治之，不然毒气入脏必死。

人牙烧存性，雄鸡冠血，调人牙调酒吃。

猪尾膏

治痘成斑难出，用此方即出，如不出，不治。

朱砂三钱　梅脑五厘　真麝香五厘

用小猪尾尖上血，研匀前药，用紫草煎汤送下。龙脑即片脑，一名冰片，其色如冰，一名梅花脑，以形似梅花也。曰龙脑者，香如龙脑也。味辛苦微寒，温平无毒。龙脑本方一字该二分五厘，今已减矣。

紫草散

用紫草茸，水煎服。茸乃春月初生之芽也，色泽而红嫩者，待阳气之多，用发痘疮故效。脾气虚者减用，多则作泄。

紫草木香散

治痘出不快，大便泄利。

紫草　南木香　赤茯苓　白术　甘草

紫草木通汤

治痘出不快。

紫草　木通　人参　赤茯苓　甘草

快斑散

治痘出不快。

紫草　蝉退　人参　赤芍

四顺清凉饮

七日前用。

大黄　当归　赤芍　甘草

凉膈散

连翘　栀子　大黄　甘草　朴硝　黄芩　淡竹叶　薄荷叶加些蜜煎

八珍散

人参　白术　白茯苓　川芎　当归　甘草　白芍　熟地黄

惺惺散

人参　白术　白茯苓　白芍　天花粉　桔梗　细辛

薄荷叶

导赤散

治小便不通。

生地黄　木通　片黄芩　甘草

加味犀角消毒饮

治毒气壅盛，壮热，心烦，疮疹未出，口生疮不能饮乳。

牛蒡子　荆芥尾　防风　升麻　生犀角　甘草　麦门冬　桔梗

小柴胡汤

半夏　人参　片黄芩　柴胡　甘草

大连翘饮

十四日后。

连翘　赤芍　栀子　木通　甘草　防风　黄芩　柴胡当归　荆芥　瞿麦　活石①　蝉蜕　车前子　牛蒡子。

活血散

白芍药炒过，碾为细末，每服一钱，酒调下。

活血汤

初起红肿，血凝不散。

---

① 活石：滑石之别名。

芎归　赤芍　生地　红花　苏木

白术散

治烦渴吐泻，除身热，清神，生津液，痘无颜色，首尾可服。

人参　白术　白茯苓　甘草　木香　藿香各七分　干葛一钱四分

木香散

和表里，行津液，扶阴助阳，腹胀渴泻，其如神。

丁香　甘草　木香　大腹皮　赤茯苓　人参　桂心青皮　前胡　诃黎勒　半夏

异功散

除风寒，养气血，救表里，使痘疹易出，易靥，不致痒塌。

附子　官桂　木香　当归　白茯苓　人参　陈皮　丁香　肉豆蔻　半夏　白术　厚朴

小异功散

和胃助气。

人参　白术　白茯苓　甘草　陈皮　木香

豆蔻丸

泄泻用。

木香　砂仁各三钱　白龙骨　诃子肉煨去核　肉豆蔻各

五钱　赤石脂　枯白矾各七钱

面糊丸黍米大，每服二五十丸，温米汤送下。

理中汤

干姜　甘草　白术　人参

治中汤，加青皮、陈皮。

人参麦门冬散

靥后余热不除，烦渴吐泻，斑疹倒仓。

麦门冬　人参　甘草　陈皮　白术　厚朴

白虎汤

即化斑散。

白石膏煅过，五钱　知母二钱　甘草一钱

加粳米一撮煎。

清肺汤

人参　柴胡　杏仁　枳壳　桔梗　荆芥　半夏　甘草
五味子　桑白皮　赤芍　旋覆花　麻黄

二和汤

藿香尾、香附子，为末，每服一字，水调服。

二母汤

肥知母、圆贝母，水煎服。

甘桔防风汤

防风　桔梗　甘草

射干鼠粘子汤

射干　甘草　升麻　鼠粘子

解肌汤

麻黄　葛根　肉桂　黄芩　芍药　甘草

黄连解毒汤

黄连　黄柏　黄芩　栀子

八正散

车前子　瞿麦　扁蓄　活石　山栀子　大黄　木通
甘草

托里散

人参　当归　黄芪　川芎　防风　桔梗　白芷　甘
草　厚朴　桂

胃苓散

猪苓　泽泻　白术　茯苓　陈皮　厚朴　甘草

泻心汤

黄连一两为末，每服一字至五分，一钱，临卧温水
调服。

泻青丸

当归　龙胆草　川芎　栀子　防风　大黄　羌活

炼蜜丸如鸡头①大，每服半丸或一丸，竹叶汤同沙糖温酒调下。

泻白散

桑白皮　地骨皮　甘草

生犀散

生犀角　地骨皮　赤芍　柴胡根　白粉葛　甘草

泻黄散

藿香叶　山栀子　石膏　防风　甘草

独圣散

治疮疹陷入不发，色黯而气欲绝。服此渐疏，色润红活。

用穿山甲嘴上鳞三五片，烧灰存性，研为细末，酒调服之。

无价散

旧本治痘黑陷欲死者，此药用纯阳未与阴交者可用。

人猫猪犬腊晨烧，少许微将蜜水调。

百者救生无一死，万锭黄金也不消。

将四味于腊月早晨日未出时贮于销银锅内，用炭火煅，以烟尽白色为度，每用一字，蜜汤调服。

---

① 头：原脱，据《小儿药证直诀》下卷补。

百祥丸

治痘疮变坏归肾，紫色黑陷。此药太峻，以宣风散代之。肾主虚，不可泻，乃泻膀胱之腑则肾邪去矣。下之后急以小异功散以温脾土，使脾土健旺而胜肾水，肾水既衰，黑陷必当复起。愚意此证必先失保脾土，脾衰肾旺，致成黑陷。百祥丸之类，皆不得已而用之，十救一二。医者与泻膀胱于后，不若保脾土于先。

用红芽大戟入浆水内，煮极软，去骨晒干，复纳汁中，煮浮尽，焙干为末，留原汁为丸如粟大，每服三十丸①，芝麻汤送下。

四圣丹

点疔陷痘。用油胭脂和成膏，以银簪拨开疔口，点入少许。

豌豆四十九粒　乱发烧灰　珍珠五七粒
无胭脂以银珠代。

蒺藜散

痘疹入眼，白蒺藜、羌活、防风、甘草。为末，每服二钱，水调下，有拨云见日之效。

吹耳丹

疹痘眼生翳膜。轻粉、黄丹各等分，细末，用竹筒吹

---

① 丸：此后衍"丸"字，删。

耳，左眼患吹右耳，右患吹左。

谷精草散

痘疹已靥，翳膜遮睛。谷精草一两，生蛤粉二两，为细末。用獖猪肝一叶，以竹刀柹片子，掺药在内。用草绳缚定，置瓷器内，贮水慢火煮熟，令儿食之，不拘时。

洗肝散

痘后风热攻目，肿胀流泪，大便坚秘。

薄荷　归　羌活　山栀仁　大黄　防风　甘草　川芎

防风散

治痘后目中风热赤肿，流泪及痘风疮。

荆芥　当归　川芎　防风　赤芍　防己　栀子

通神散

斑疮入目生翳障。

白菊花、绿豆粉、谷精草，为末，每服一钱，干柿一个，米泔水一盏，同煎。候水干，吃柿，七次可效。

六味柴胡汤

靥后身热不除，别无他证。

人参　玄参　柴胡　龙胆草　麦门冬　甘草

奇方

治痘出不透，腹痛甚或忽靥者。

用蝉蜕二十五个，去足嘴，洗净为末，每服一钱，沸汤调下，腹痛亦止，透出神效，乳母亦可服。

败草散

疮破脓水不干。屋烂草，乃盖屋多年烂草，如无，盖墙烂草亦可。其草经霜露，感天地阴阳之气，善解痘毒。不拘多少，晒干或焙干为细末，每用干掺。若因疮痒抓破，血淋漓，或疮烂脓水不绝，粘黏衣裳，难以坐卧，可用二三升摊席上，令儿坐卧，神效。

绵茧散

出蛾绵茧，不拘多少，炭火煅过。白矾煅过，称匀，干掺疮上。

韶粉散

痘疮虽愈，毒气未散，疮痂虽落，其瘢犹黯，或凹凸内起，当用此药涂之。

韶粉一两，轻粉一钱，用猪油成膏，涂疮痂上。

雄黄散

因痘疮牙龈生疳蚀虫疮。

雄黄一钱，铜绿二钱，研极细，量疮大小，干掺其上。

温胆汤

半夏　枳实　橘红　竹茹　甘草　茯神　酸枣仁

妙应方

治小儿痰多，破积追虫化食，治疳热等证。

宣黄莲一两五钱，去芦，泡三次　胡黄连三钱，洗　青皮一两，泡去瓤　莪术五钱，泡去皮，煨　牛胆南星三钱　白芥子三钱，布洗泡水，泡后晒干，另为末　青蒙石一钱，将罐子用硝一两，黄泥作盖，炭火煅过　朱砂一钱五分，为衣　使君子　山楂子各一两

为末，米糊丸，每早米汤送七分。

退火丹

冰片二厘　朱砂五分　活石一钱

共研细，用甘草五分煎汤，不时调服，除热退赤。

五日，催出退蒸，紫草、蝉退、枳壳、木通、山楂子、川芎、羌活、甘草、白芍，用生姜一片，糯米一撮同煎。

六日，催齐除热，荆芥、牛蒡子、甘草、山楂、紫草、川芎、羌活、木通、蝉退、连翘，姜一片。

七日，滞色催出，紫草、蝉退、白芍、木通、山楂、甘草、连翘。

八日，已出血滞，牛蒡、蝉退、玄参、赤芍、甘草、木通、防风、牡丹皮、红花。

七日，催出，紫草、蝉退、白芍、木通、羌活、川芎、甘草、连翘。

八日，起胀，牡丹皮、麦门冬、桔梗、甘草、防风、连翘、红花。

九日，人参、白茯苓、黄芪、甘草、白芍、桔梗、麦门冬、防风。

夺命丹

麻黄　升麻各半两　山豆根　红花子　大力子　连翘各二钱半　蝉蜕　紫草各一钱半　人中黄三钱

上研细末，酒蜜和丸，辰砂为衣，薄荷叶煎汤下。

调元汤即保元汤

人参二钱　黄芪三钱　甘草一钱

上剉细，加生姜一片，水一盏半煎至一盏，去渣温服，不拘时。

牛黄清心丸

黄连五钱，生　黄芩　山栀仁各三钱　郁金二钱半　辰砂一钱半　牛黄二分半

共研细末，腊雪调面糊丸如黍米大，每服七八丸，灯心汤送下。

胆导法，用大猪胆一枚，以鹅翎筒两头截齐，一头入胆中，线牢扎定，吹令气满，纳入谷道中，直待气通取出。

牛李膏一名必胜膏

牛李子不拘多少，取汁，石器中熬成膏。牛李子，野生道边，至秋结实，黑丸成穗，每服皂子煎杏胶汤化下。

葶苈丸

甜葶苈　黑牵牛炒　杏仁另①　汉防己各一钱

---

① 另：此后原文疑有脱字，《小儿药证直诀》卷下作"炒去皮尖"。

上为末，入杏膏，取蒸，陈枣肉和捣为丸如麻子大，每服五丸至七丸，淡生姜汤下。

败蒲散一名止汗散

用故蒲扇烧灰，每服三钱，温酒调下，无时服。

四圣散

绿豆四十九粒　豌豆四十九粒，各烧存性　珍珠一分　油头发一分，烧过

上为细末，胭脂水调，先以簪子拨开黑疮，以此涂之。

水杨汤，水杨柳五斤，净洗，春冬用枝，秋夏用枝叶，剉断。用长流一大釜煎六七沸，先将三分中一分置浴盆内，以手试不甚热，亦不可太温。先服，宜用汤药，然后浴洗，渐渐添汤，以痘起发光壮为度，不拘次数。

胭脂涂法：先以升麻一味，煎浓汤，去渣，却用胭脂于汤内揉出红汁，就以本绵蘸汤于疮上拭之。

灭瘢救苦散

密陀僧　滑石各二两　白芷半两

上为细末，湿则干掺之，干则好白蜜调傅。

白龙散

用干黄牛粪在风露中多久者，火煅成灰，取中心白者为末，薄绢囊裹于疮上扑之。

茵陈熏法：用干茵陈研末，捣枣膏和丸如鸡子大，晒

干裂，火烧烟熏之。

辟秽香

苍术一斤　大黄半斤

上剉细，捻放火炉中烧之，不可间断。

蝉蜕散①

蝉蜕、密蒙花、黑豆壳、绿豆壳、明月沙各等分。共为细末，每用一钱，以猪羊肝二片，批开入药末在内，麻扎定，米泔煮熟，频与，食肝饮汤。

拔毒膏一名必胜膏

马齿苋杵汁　猪膏脂　石蜜

上以三味，共熬为膏，涂肿处。

百花膏

石蜜不拘多少，略用汤和，时时以鹅翎刷之，疮痂亦易落无痕。

龙脑膏

生梅花脑子一钱，研，取新杀獖猪心一个，取心中血，研和丸如绿豆大，每用一丸，新汲东流水少许化下。如心烦狂躁，紫草灯心汤下。若疮陷伏者，温酒化下。一方加大辰砂五分尤妙，或用脑子少许，辰砂一钱同研末，取小猪尾尖血两三点，研和成膏，又名猪尾膏，以木香汤

---

① 蝉蜕散：此3字原脱，据《证治准绳·幼科》补。

化下，立效。

东垣鼠粘子汤

鼠粘子炒香　当归身　甘草各一钱　柴胡　连翘　黄芪　黄芩各一钱半　地骨皮二钱[①]

上剉细，水一大盏，煎至六分，去渣温服。腹空药毕，日休与乳食。

粉红丸一名温惊丸[②]

牛胆南星四两　朱砂一钱半　天竺黄半两　龙脑半钱坯[③]子胭脂一钱。

上为末，用牛胆汁和丸鸡头子大，每服一丸，小者半丸，沙糖温水化下。

蝉壳明目散

蝉壳去足翅　地骨皮　黄连　牡丹皮　白术　苍米米泔浸，切，焙　菊花各一两　龙胆草五钱　甜瓜子半升

上为细末，每服一钱半，荆芥煎汤调下，食后临卧各一服。治时疾后余毒上攻眼目，甚效。忌热面炒豆醋酱等物。

荞麦粉

荞麦一味，磨取细面，痘疮破者以此敷之，溃烂者，

---

① 二钱：此2字原缺，据《证治准绳·幼科》补。
② 丸：原脱，据《小儿药证直诀》卷下补。
③ 坯：原误作"坏"，据《小儿药证直诀》卷下改。

以此遍扑之，绢袋盛扑，以此衬①卧尤佳。

白灭瘢散

白芷　白附子　白姜　密陀僧各等分

共研极细末，以水调搽面点，甚效。

筚衣汤

炊饭筚衣煮水，洗瘾起疙瘩者，神效。如无，以炊筚煮汤亦好。

蛭针法：取水蛭大者五六条，放肿处吮去恶血，可以消丹瘤，决痈肿。

马鸣散

人中白即溺缸底白垩，以物刮取，用新瓦盛之，火煅过，如白盐乃佳，半两　马鸣退即蚕退纸也，火烧过，二钱半　五倍子生，一钱，另用一钱同矾枯　白矾一钱，槌碎，另取五倍子一钱入于内，用火煅枯

共为极细末，先以米泔浓汁浸洗，以此傅之。

一方

用干糖球为细末，汤点服，立见出透红活。荔枝壳煎汤服亦可。

治小儿痘疮陷入不发，黑色而气欲绝，服此渐苏，红润。用穿山甲汤洗净，炒令焦黄，为末。每服半钱，紫苏

---

① 衬：原作"榇"，据《证治准绳·幼科》改。

煎汤，入酒少许服之。

又方

用胡桃一个，烧存性，以干胭脂三钱为末，用胡荽煎酒调下一钱。

治小儿痘疮入眼或病后生翳障。用蝉壳洗净去土、白菊花各等分为末，每服二钱，水一盏，入蜜少许，煎乳。食后量儿大小与之，屡验。

又方

用兔子屎，焙干为末，茶清调下。疮疹安后，方可多服，仍治昏翳。

又方

治痘疮入眼痛楚，恐伤眼睛。用浮萍草阴干为末，每服三钱。随儿大小，以羝羊肝半个入盏内，以杖刺碎烂，投水半合，搅取汁调下，食后服。轻者一服瘥，已伤目者十服瘥。

痘疮初觉。急取干胭脂研细，蜜水调儿两眼角，则痘疮不生眼内，试验。

又方

治痘疮入目成翳，用鳝鱼，以针刺其血，瓷器盛之，频点翳上自愈。

治小儿痘疮出后，有余疮塞鼻中，气闭不能睡卧。用木笔花研为末，加麝香少许，葱白蘸药入鼻中，数次通。

治小儿痘疮愈后，疮痂虽落，其瘢犹黯，或凸或凹。

用白蜜不以多少，涂于疮上，其痂易落，且无疤痕，亦不臭秽。

新增：用羊骨髓一两，入轻粉一钱，研成膏子，涂瘢痕上妙。

一小儿发热，七日痘出而倒靥色黑，唇口冰冷，危症也。有教以用狗蝇七枚擂细，加醅酒少许调服，即红润如常，此妙方也。其蝇夏月满狗身，易得，冬月藏狗耳中，不可不知。

治痘疮。用干丝瓜煎汤饮之，入口便觉疏爽，当日生发，神效。

治小儿痘眼上星。用石燕磨水，浓涂眼胞上下，渐自消除矣。

治小儿出痘，结痂向愈，忽然坏烂。先将桑叶瓦上焙干研末，此为诸药之主要，焙极多待用。矾，煅，硼砂，煅，米碯，煅，此三者煅即成块，待用。孩儿茶不必煅，如用桑叶末有二酒钟之多，即用矾二钱，硼砂一钱半，米碯一钱，孩儿茶二钱，总研极烂，用菜子油调匀，分作二器。一以鹅毛搽涂口舌牙齿上下，任其吞咽；一以鹅毛涂头面手足鼻孔，不分烂与否皆用之。干即调前药再涂，不旋踵而烂者，收疮立愈矣。分二器者，在口者吞。余诸处者，不宜吞也。此方自验，并传以示人，一月二孙立愈。

四退散

专治小儿痘疹，经验奇方。

人退即人手足指甲，并取下足用，瓦盛注，晒干为注末　龙退即长大蛇皮，剪碎，用瓦焙干，待凉，方研为细末　凤凰退即抱子鸡蛋壳，每个去硬壳一半边，晒干为细末　蝉退去头足灰沙，用身洁净者

各四味，多寡各等分同，研为细末，匀和一处。不分男女，每一岁服一钱，以砂糖调成膏，用好酒化下。每日服一服，连服三服。如年小不能服者，酒少许涂在乳头上引下，仍量小儿年之大小加减，依前调化，与乳母服之，令其度乳，亦止三服。未发之先若能预服三五年，永不发疹，发亦不凶亦不多，此乃经验过，极效之方也。

小儿痘不出。用井边石下狗蚤十个放碗中，用碗汤半碗投入，用碗盖少久，去狗蚤，饮汤，即时发出。

用好糯米半升，淘洗洁净，空干。用盐泥为饼，包裹米在内，入木炭火煅通红，取出冷定，拣黄色存性者可用，为极细末。每一儿一岁，朱末一分，蜜一茶匙，米汤半酒钟，好酒三匙，同一处调匀，用茶匙徐徐喂服，片时见效。如修合此药，用静室焚香斋沐，勿令鸡犬妇人闻见，慎之。

治痘疮秘法：凡小儿痘疮天行时气，名为百岁疮毒。脏腑之毒发于皮肉为水疱，皮膜筋肉之毒发为血疱，气血骨髓秽液之毒发为脓疱。三毒既为疮，初发之时自然增①

---

① 增：通"憎"，厌恶。

寒壮热，头疼，呕吐涎沫，惊搐等病不同。若痘不热则疮不发，要识虚实，实则损之，虚则益之，寒则温之，热则平之，是为治痘疹之权度。苟妄汗则荣卫转开，疮烂增寒，妄下则正气内脱，变黑归肾，不收不靥，十死无生，眼合腹胀，其毒不出。肝为水疱，色青而小；肺为脓疱，色白而大；心为血疱，色赤；脾为黄疱，色黄而小。斑初发热者，四味升麻、葛根、赤芍、甘草各一钱，煎服。四肢冷者不可服，只可服兔血丸，或天娄蒂根烧灰三分，飞过朱砂末三分，蜜调服。四肢再寒者，木香散，木香、人参、大腹皮、茯苓、半夏、桂心各等分，煎服。其气血旺者易胀水，易靥，易落，易收。气血虚者不起水，不靥，不收，必要服土味木香汤，即发胀水。或再不出者，牛蒡子不拘多少，入荆芥二钱，煎汤服即出。恐疮稠密，心胀，即用紫草三钱，蝉退五七个，同煎服即解去毒。再又不出者，口渴心燥咬牙，用异功散能除风寒，调和阴阳，温养血气，扶其脾胃，人参、白术、白茯苓、甘草、陈皮、当归各等分，煎服。易靥，易收，或泻白色者，宜服木香散加肉豆蔻即止。或五七八九日不大便者，用猪脊髓一条煮熟，与儿吃一二块即解其毒。其痘疮至十三日要禁外人，恐粘风寒，内人恐经水秽恶，坏其痘疮，不靥。《素问》曰：饮冰雪不知寒者，饮沸汤不知热者，何也？岐伯曰：不知寒者阴盛阳虚，不知热者阳盛阴虚。补阴，木香散加丁香、桂心。补阳，异功散加木香、当归。六七八九日，看疮红满光泽者不可服药。凡痘疮，切戒食五辛煎炒，鸡鹅鸭蛋等项勿食。每日只烧苍术、荔枝壳、茵陈、好香为妙。每日要醋𬊤三次，以净秽恶。凡小儿出痘疮稠密，亦无麻点何也？不食咸味，要禁阻生人，不许进房。其疮痊之日，尽养一月，其儿面如前，再无痕点，如此调理，万保无虞。

但小儿初发热，勿问是出痘不是出痘，即依后方发表。若是伤风，发表亦可，若是出痘，发表得汗大出更好。若痘已略见面则决不可表，故曰宜初发热时表之则痘发自疏也，记之记之。

升麻五分　川芎四分　防风五分　羌活五分　甘草三分
麻黄三分　紫草五分

水一小碗煎半碗服，渣再煎服。要取汗发表之后，勿问见面未见面，俱以后面保元汤服则痘自外发也，记之记之。

小儿杂治门

小儿生疳疮，遍口喉中，有用此方妙。

用雄鸡肫上黄皮，不要落□，用火煅存性三钱，白矾火煅，二钱，乌倍子①火煅存性，一钱五分，川椒火焙过，用一钱。

---

① 乌倍子：五倍子之别名。

二六七

治疳积方

用鸡肺一个去筋，百草霜一匙，牛乳五厘，捣烂，复将二味同入，和匀煎滚酒半碗许，倾入搅匀服之，至重者不过二三服。

又方

蛤蚆①大者六个，去头、皮、肠，厚朴、砂仁、干漆、萝卜子、麦芽、山楂各一两。每蛤蚆一个，袋药一味，各用好醋一碗煮干，共入沙锅内，用醋六碗共煮干，焙为末，醋煮陈米糊为丸如肥皂核大，白汤磨一丸服之，甚效。

至宝散

南星一两　羌活六钱，汤煮一日，去羌活不用，晒干为末，生姜汁拌又晒　半夏一两　独活汤六钱，煮一日，去独活不用，晒干为末，生姜汁拌又晒　黄芩要条芩，如蜡黄者佳　胡黄连二钱五分，同上晒为末　冰片一分五厘　朱砂一钱，水飞　青礞石火硝一两，同以紫粉封口，银锅内煅金色为度，水飞过为末，只用三钱净末　麝香三分，不散者为当门子　金箔十片　郁金一两，炒末，用八钱，净痘疹不用郁金，瓷器收之，每服三厘，加牛黄一钱五分

急惊，竹青一钱，薄荷三枝，汤下。慢惊，冬瓜子仁，防风煎汤调下，瘟毒黑豆十粒，大黄五分下。伤寒，荆芥汤下。泄泻，米汤下。白痢，姜枣汤下。赤痢，甘草

---

①　蛤蚆：蟾蜍之别名。

汤下。痰多，生姜汤下。痘，丁香、木香、甘草、官桂汤下。

抱龙丸

人参三钱　白术三钱　白茯神五钱　滑石五钱　寒水石五钱　青黛八钱　山楂肉七钱　白附子五钱　麝香一钱　赤芍药四钱　胆南星五钱　天麻五钱

上为细末，甘草汁煮占米糊为丸。

治小儿急慢惊风。五月五日取白颈蚯蚓，不拘多少，去泥焙干为末，加朱砂等分，糊为丸，金箔为衣如绿豆大。每服一丸，白汤下。

取蚯蚓法，先以刀断蚯蚓为两段，看其断跌快者治急惊，断跌慢者治慢惊，作二处合之。

治小儿喉中痰壅喘甚。用巴豆一粒，捣烂作一丸，以绵花包裹，男左女右塞鼻，痰即坠下，神效。

痢疾方

用鸡子一个，冷水下锅，煮二三沸取出，去白用黄，研碎，以生姜汁半小钟，和匀，与小儿服之。不用茶，其效如神。

秘传五疳散

专治小儿五疳，潮热，面黄肌瘦，烦渴吐泻，肚大青筋，手足如柴，精神悸倦，历试有效。无疾预服此药则诸疾不生，元气虚弱者服半月自然肥满，身体轻健。

白术蜜水炒，一两五钱　白茯苓去皮，七钱五分　甘草一钱五分　麦门冬去心，一两　使君子肉，切碎略炒，七钱五分　山楂肉五钱　麦芽炒，五钱　金樱子肉，略炒，五钱　芡实二钱五分　莲肉心隔纸炒，五钱　青皮去瓤，面炒，二钱　橘红五钱加缸龙①五钱

上为极细末，和匀，重七两。每次用药末一两，用炼蜜半斤或四两调成膏。每日中晌晚间各服一二茶匙，温水漱口。身热咳嗽，加地骨、百部各五分。肚腹饱胀大便稀水，肠鸣作溏或虫出不和，加槟榔二钱五分，木香一钱。禀受气弱，加人参二钱五分。

炼蜜法。用极大青竹筒一节，削去外面青皮，两头留节。将一头锥一孔，灌蜜令满，仍用竹钉固孔，以水煮蜜，热为度，或加茅根一把在水中煮蜜更佳。如将蜜通炼，临时调药，旋服亦好。途中无蜜，滚白水调服亦可。

治走马牙疳方

槐皮烧灰存性，二钱　泥盐炒，五分

上为极细末。若鼻与喉咙内有，加片脑一分，珍珠一分，用鹅毛筒吹入。

治小儿重舌。用竹沥或黄柏，无时点舌上，或真蒲黄涂亦可。

---

① 缸龙：粪蛆之别名。

治小儿舌肿塞口欲满者。用紫雪一分，竹沥半合，细研和匀，频置口，以尽为度。

治小儿火丹方

用寒水石、白墡粉等分，以水调涂红肿之处，甚效。

琥珀保命丸

治小儿胎惊恐怖夜啼，或生痰涎咳嗽，发热呪①乳，并宜服之。

琥珀八钱　茯神去木，一两五钱　天麻一两二钱　胆星腊牛胆汁制，二两　龙骨火煅，醋淬三次，七钱　白附子去尖皮，一两四钱　珍珠净末，五钱　益智一两　钩藤取钩，净末，一两　牛黄二两

上为极细末，加入硼砂三钱，朱砂二钱五分，真麝香三分，再研，和蜜为丸如圆眼核大，用蜡封。每服一丸，薄荷姜汤研化下。

琥珀抱龙丸

甘草三钱　茯苓　山药　连肉以上各一两　琥珀五钱　辰砂一钱　赤石脂一两

治童子被跌破，面不出血，名为破惊风，稍缓不治，宜急以斑鸠血兑白滚汤或酒饮之，立愈。

小儿脾胃娇嫩，积气难消，饮食少进，面色痿黄，肚

---

① 呪（xiàn 现）：呕吐。

大筋露，手足干瘦，胸腹痞闷，积滞泄泻，口又食不化，时作疼痛用。

人参一钱五分　缸龙即粪蛆，三钱　山药炒，一两　麦芽炒，一两　白术米泔浸一日，五钱　山楂肉炒，二两　神曲炒，一两二钱　连肉去皮心，五钱

为细末，炼蜜为丸如铜钱大饼，每次嚼下三枚，淡一姜汤过口，不拘时服。如不肯嚼，姜汤调服，名泰和饼。

治小儿泄泻，不肯服药，用梧桐叶鲜者煎汤，频频洗。

治小儿赤眼，用黄连为末，水调敷脚心，自愈。

治小儿三五岁、六七岁时头生白癣，如风雪相似，或以钱大，四围有高弦者，名曰风癣。用榖树汁每日清晨点搽患上，其风雪自退。此患自出黄水结盖，次日去盖再搽，如此不过五七次自愈。榖树即楮桃是也。

一名香橘饼，治小儿疳积，膨胀筋露，积滞腹疼，黄疸痞闷，面黄脚软，吃泥，呕泻。每次二饼，生姜汤磨化服。忌麦面鱼腥炊气。

陈皮五钱　木香五钱　茯苓一两　厚朴去皮，姜制，一两　青皮去瓤，一两　大麦芽炒，八钱　神曲炒，八钱

为极细末，神曲糊为饼，如铜钱大。

小儿疳痢，浓煮地榆汁饮之。

治小儿泄泻如神。用糯米，淘，炒胡色为末，沙糖调服。

又用江米一百二十粒，研细，姜汁和为丸，无根水送下。

儿生下便死，缘内风与外风相击，未产时指甲青，产门如孩搐痛是也。速治，免丧生命。专意取八月荷，乳将白蜜调和，剪取母发三匕烧灰吃，去残疴。八月池中莲子枝，烧灰，入盏，乳调稀，入口似神拈，却痛，免生虚死，女兼儿。

治小儿生下即死，用法可救活。急看儿口中悬壅前腭上有泡，以手指摘破，用帛揤①拭血令净。若血入喉中，即不可治也。

治小儿初生，气欲绝，不能啼者，必是难产或冒寒所致。急以绵絮包裹抱怀中，未可断脐带，且将胞衣置炭火炉中烧之，仍作大纸捻蘸油点火著于脐带上，往来燎之，更以热醋汤烫洗脐带，须臾气回，啼哭如常，方可洗浴，了却断脐带。

五根汤

洗初生儿，免生疮疥。桃根、柳根、桑根、槐根，上每一两洗净切碎，用水煮去滓，加猪胆一枚，候水温洗。俗云水内放金银铜器，则辟恶邪之气。

益母草一大把，剉，水一斗煮十沸，浴，且不生疮疥。

---

① 揤（jiǎn 捡）：拭。

治小儿初生，大小便不通，腹胀欲死者。急令妇人以温水漱口净，吸咂儿前后心并脐下手足共七处，每一处凡三五次。漱口吸咂，取红赤为度，须臾自通，不尔则无生意。有此证遇此法，可谓再生。

治小儿初生，遍身无皮，俱是红肉。宜速以白米粉干扑，扑至生皮方止，外以软绵帛裹之。

治小儿脐肿。先用荆芥水洗了，葱叶一片，火上慢炙过，取地上出火气。以指甲刮薄搭放肿处，次日便消。因剪断脐伤风致脐疮不愈。白矾，煅，白龙骨，煅，上等分为末敷之，少用，或以当归末敷之，或以黄柏末涂之，俱验。

治小儿面目黄赤，气息喘急，啼声不出，舌强唇青，聚口撮面，饮乳有妨。用直僵蚕二枚，去丝，嘴略炒为末，蜜调敷唇口中妙。

用晚蚕蛾二枚，炙黄为末，蜜和抹口内效。

治小儿口内出白沫，四肢冰冷，最为恶候，一法治之极效。其儿齿龈上有小泡子如粟米状，以温汤蘸热绢裹手指轻轻擦破，即开口便安。

治小儿脐风撮口。用白僵蚕末，蜜调入口唇内即瘥。

又用茄子花烧灰为细末，香油调搽口内效。

治小儿初生不饮乳及不大小便。用葱白一寸，破作四界，以乳汁于砂铫内煎葱熟，频频灌之，立效。

治小儿吐乳。田中蚯蚓泥为末，米饮调下。

初生儿口噤不开者，诸药不效。用天南星去皮脐，研为细末，龙脑少许和均，指蘸生姜汁，将药于大牙根生掺即开。

定命散

治初生小儿口噤不开。

蝉蜕十四个，去嘴脚　　全蝎十四个，去毒

上为细末，入轻粉少许，和匀，用乳汁调，乳前服。

治初生儿脐风撮口，多啼不乳，口出白沫。

全蝎二十一个，头尾全者，去毒，用好酒涂炙，为末　　麝香一字，别研

上为细末，同和，用半字金银煎汤，调服。

辰砂僵蚕散

治小儿脐风撮口。

辰砂五分　　僵蚕直的，去丝嘴，炒，一钱　　蛇蜕皮炒，一钱　　麝香半分，别研

上为细末，少许，用蜜调傅唇口。

水鉴①方

胎风，生下不能啼。须使园中小叶葵捣取汁，调熊胆末，才交入口，免倾危。

儿生眼闭口开，常呻吟，因受胎热。用凉五脏药天竺

---

① 水鉴：即《仙人水鉴》。

黄散及与母吃后，以竹筒煎汤洗眼。

洗眼方

黄连、秦皮、灯心、大枣等分，竹筒煎汤洗。

治小儿重舌极证。用指去甲，先于舌下筋上擦去根，渐深擦入，如此三次。又用指蘸水，取项后燕窠小窟中筋，自上赶下，至小窟深深擦入，亦三次。小儿若饮乳胜前则病去矣。

治小儿重舌。用针刺出舌下两傍恶血即愈。

治小儿重舌。用簸箕烧灰敷之舌下，或以鼠妇五七枚研烂涂之，或以菜叶白汁涂乳，令儿吮之，效。鼠妇，即人家湿地砖石下小灰虫也。

治小儿鹅口不能乳。用地鸡研水涂，地鸡即扁虫，人家砖下多有之。新注：即鼠妇也。

治小儿口疮。捣吴茱萸，醋调贴两脚心，一夜即愈。

治小儿口疮。用细辛、黄连等分为细末，涂口内，神效。

治小儿吐不定。用五倍子二个，一生一熟，甘草一根，湿纸裹煨，米泔调下半钱。

治小儿吐。用生姜连皮研汁，和牛乳一盏同煎七分，随意服效。

木瓜丸

治初生儿吐不止。

木瓜　木香　槟榔　麝　腻粉各一字

研面糊丸小黄米大，每服一二丸，甘草水下无时。

金朱饮

治惊，壮热，伤寒伏热，上焦虚热，重舌口鼻中生疮，致赤眼方，本名天竺黄散。

川郁金剉，皂荚水煮干，细者如胆壮①佳　天竺黄　甘草炙　牙硝各半两　朱砂一分，研　蝉壳十四个，水洗土　麝香少许

为末，每服半钱至一钱，蜜汤调下。

治卒重舌。烧蛇蜕为末，唾和涂舌上差，婴儿醋调。

治重舌，口中生疮涎出。白羊尿涂少许。

初生儿须防三病：一撮口，二著噤，三脐风，皆急病，著噤尤甚，过一腊方免。牙关紧急，吃乳不稳，啼声渐小，口吐涎沫，眼闭。人见大小便通，以为冷热所得，不知病在喉舌，状亦极重，善救疗者，十不得三四。依将护法，防于事先，必无此患。

《千金》治口噤。赤者心噤，白者肝噤。用鸡粪白枣大，绵裹，水一合煮二沸，分再服。《圣惠》用豆大三枚，水下。

又雀粪四枚，末之，著乳头饮。儿大，十枚。

治鹅口。用桑白皮和胡粉傅之，新桑树汁妙。

---

① 壮：疑为"状"之误。

保命散

治鹅口。

朱砂水飞　白矾烧，各一分　马牙硝半两

各研细再同研，先以手指缠乱发揩舌上垢，后取白鹅粪以水搅汁，调药一字傅之。

脾脉络于舌，舌者心之候，若脏腑壅滞，心脾积热，邪热之气随脉上冲舌本则肿，渐渐粗大。不早疗，满塞口中，当塞杀儿，为木舌，儿尤多此疾。《水鉴》：木舌要可待黄葵，更入黄铅两相知（黄丹）。点之七遍立便可，神方不假药多期。

陈藏器方：先劈儿口旁令见血，碎雀瓮，取汁涂之。产时若开诸物口不令闭，多使儿患撮口。

钓藤散

钓藤　川升麻　黄芩各半两　蛸螂二枚，去翅足，微炒

为散，每服一钱。水一小盏，入芦根一分，煎至四分，去滓，徐徐温喂。

又当两乳中高下平，以线量，灸之三壮，起死仍用后方。乌驴乳一两合，东引槐枝十枝，长三寸，煻火煨槐枝，入一半，看不煨头，津出即取拭，却于乳中浸须臾，便以槐枝点乳于口中，大验。

儿初生七日，封脐，雄鼠散。

雄鼠粪七枚，微炒　胡粉半两　大枣三枚，去核　绵帛

灰　麝细研，各一钱

研为散。脐欲落不落，用药傅，不令风入。

治脐湿。白矾一钱，煅，龙骨一分，为末，入麝少许，拭脐干用，怕风。

金黄散

治脐疮久不差，传经络发痫。

川黄连一钱　胡粉　龙骨烧灰，各一钱

各另研，复合研为细末，傅脐中，时时用。

浴儿，水入脐中，或尿□①袍致脐中受湿，肿烂成疮，用封脐散。

红绵烧灰　黄牛粪烧灰　干胭脂各半钱

上为细末，疮湿干掺，疮干用清油调傅。

掩脐法，治小儿大小便不取。连根葱一茎去泥，生姜一块，淡豆豉二十一粒，盐一小匙，同研细烂，捏作饼，烘热掩脐中，用帛扎定，良久无透，自通。不通再用一饼。

胶蜜汤

治婴儿虚秘。葱白三茎，水煎去葱，入阿胶炒及生蜜溶化，食前服。

清液散

治婴孩小儿鹅口重舌及口疮。

---

① 　□：原文漫漶，《普济方》卷三百六十作"湿绷"。

青黛一钱　龙脑一字　朴硝一钱

为细末，用蜜调少许，鹅翎傅上。

《千金》论曰：小儿出腹之后，其血气收敛成血，口内舌上喉颊里皆清净也。若颊里舌上有物，如芦箨①盛水者，名悬壅②。以绵缠长针苗锋处如粟米许大以刺之，令泄去青黄赤血汁。先用盐汤洗拭，次用蜜调一字散少许，鹅翎蘸刷之。一刺即止，如未消，次日再刺之，三次自消。

一字散

朱砂　硼砂各半钱　龙脑一字　朴硝

上为细末，用蜜少许，鹅翎蘸刷之，口内咽下无妨。

牙疳散

珍珠七颗　铜青一分　白矾煅，一钱　陈石灰一钱

上为细末，米泔搅口贴。

治小儿牙疳。用白矾装于五倍子内，以火烧过，为末敷之。

又用山栀子去瓤，以白矾装入壳内，烧过，为末敷之。

又用白矾装入出蚕蛾绵茧内，烧过为末，入麝少许，掺之效。

① 箨（tuò 唾）：芦笋上的皮。
② 壅：原作"痈"，据文义改。

治小儿卒惊，似①有痛处而不知觉。用雄鸡冠血滴儿口中。

又用燕窠中粪煎汤洗浴。

治小儿夜啼。用灯草灰敷乳上与吃。灯花尤妙。

又用当道中土、灶中心土，为末，新汲水调少许，饮之效。

安神散

治婴儿一百二十日夜啼。

蝉蜕四十九个，只用后一截，去②嘴脚

上为细末，作四服，用钩藤煎汤化，不拘时服。

治小儿拗哭不止。以棉绢带缚手足，讫，用三姓妇人净扫驴槽，卧小儿于其中，不令旁人知而看之，俟一时则拗哭自止也。

治小儿寸白虫。用酸石榴东引根二两，糯米三十粒，水一碗煎，空心服，须臾泻下虫，神效。

治小儿头上疮及浸淫疮，并急疳疮。用芝麻生嚼涂。

治小儿甜疮，多生面部两耳前。有一法，令母口中嚼白米成膏，临卧涂之，不过三五上则愈。

治小儿眉烂头疮。用小麦不以少，烧令黑色，存性为末，以少油调敷之。

① 似：原作"仁"，据《急救良方》改。
② 去：原无，据文义补。

卷之四

二八一

又用胡桃数十个，和皮灯上烧过存性，用碗盖出火毒，研末，入腻粉五钱，令均，以生油调涂。仍先剃去疮上发，涂之，只一二次瘥。

金银散

治婴孩小儿眉间生疮，名炼银疮。煅金银罐子一个，轻粉半钱，研末，用麻油调傅。

小儿勿令指月，两耳后生疮，名月蚀疮，欲断。用蛤蟆末傅。

蔷薇散

蔷薇根四钱　　地榆皮二钱　　轻粉半钱

上为细末，先用盐汤洗过便傅。

封囟散

治囟开崎陷，咳嗽鼻塞。

柏子仁　　防风　　天南星各四两

为细末，每一钱猪胆汁调匀，稀稠得所，摊绯帛上，随囟大小贴，一日一换，时时汤润。

秘要方

儿生一月日内，或囟门肿，乃胎热。用黄柏膏涂涌泉穴。如陷，半夏膏涂手心。此乃婴儿肾受冷气，邪干于心，致令生病，黄柏、半夏皆为末，冷水调贴。

治儿脏腑壅，气血不荣，致囟陷。主地黄散，生地黄二两，乌鸡骨一两，酥炙黄），捣罗为末，不计时，粥饮调下半钱。

治囟门肿软。研以青黛末，冷水调敷。

治囟门开不合，鼻塞不通。用天南星为末，醋调，涂囟门，时以火炙手熨之。

治小儿头骨缝开，名曰解颅。用蛇壳炒焦为末，用猪颊颐骨中髓调敷顶上，日三四度。有人作头中裹遮护之，久而自合，亦良法也。

又用驴蹄不以多少，烧灰研细，以清油调，敷头缝中。

治小儿疳病，骨瘦如柴，肚大面黄。以粪坑内蛆虫，用麻布袋捞起，放长流水中浸半饷，新瓦上煅过存性，砂糖调服，愈。

初生小儿大小便有血者，由胎气热甚。以生地黄取自然汁，酒三匙，熟蜜半匙，和匀温服。又用蒲黄散主之。生蒲黄、油头发烧灰，各一钱，上为末，用生地黄汁或米饮调，乳前服。

治小儿有白虎病，不可不察。据统天历游年图云，白虎在太岁后一神也，假如太岁在巳，则白虎在辰；太岁在申，则白虎在未，余仿此推其神所值之方。小儿不知禁忌，出入居处稍有触冒便能为病。其状身微热，有时小冷，有时啼叫，屈指如数物，手足不瘛疭是也，集香散主之。

降香　沉香　乳香　檀香　安息香　人参去芦　茯神

去皮、木　甘草炙　酸枣仁去壳

上咬咀，水煎，麝香一字调，不拘时服。存滓，房内烧。

治赤灶丹，从后头顶肿起。捣生葱汁涂。

治古灶丹，从头上红肿起。赤小豆鸡子清涂。

鬼火丹，从面胞起。灶心土鸡子清擦。

天火丹，赤点从背起。桑根白皮末羊膏涂。

天灶丹，从两背赤肿黄色。柳木灰水涂。

水丹，从两胁虚肿。生铁磨水猪粪涂。

胡火丹，从脐下起黄肿。槟榔末米醋涂。

野火丹，从两足赤肿。乳香末羊脂涂。

烟火丹，自两足起有赤白点。猪槽上土涂。

明漏丹，自肾上起黄肿。屋漏处土羊脂涂。

犀角消毒饮

治小儿婴孩风毒，赤紫丹瘤，壮热狂躁，睡卧不足，胸膈满闷，喉肿痛，九道有血妄行，遍身丹毒。

甘草二钱半　牛蒡子炒，一两五钱　荆芥穗五钱　防风去芦，钱半　犀角一钱五分

上剉散，用水煎，不拘时服。

截风散

治婴孩小儿游丹毒。

寒水石　白芷

上为细末，用醋或生葱汁涂。

治小儿火丹从背上起者。用慎火草①和苦酒捣涂之。赤肿游行于体，五色无常，至心即死，用慎火草捣汁敷之。

治小儿胭脂火丹。用蓖麻子去皮，研烂，以磨刀水同调，于红处周围圈之。候干，再随处圈涂之。

又以乱发烧灰，同伏龙肝末，用香油调敷，或用红蓝花末醋调敷。

又以米粉炒令黑色，研细，唾和敷之。

又以牛膝、甘草等分，咬咀。每用一两，水一盏煎至五分，去滓，调伏龙肝末，敷之大效。

客忤强顶欲死方。衣中白鱼十枚，为末②傅乳头，令儿饮入咽，愈。一方二枚，母手掩脐中，吐下，愈。亦摩儿项及脊强处。

涂头方

灶中黄土、蚯蚓粪，等分，捣和水丸，涂儿头及五心。一鸡子清和《圣惠》先以排柳汤浴。

治中客忤体热。白龙骨、葛根各一分，牛黄半两，为细散，温水调半钱，日三四服。

犀角散

治客忤。犀角、麦门冬焙，钓藤、朱砂各一分，牛黄

---

① 慎火草：景天之别名。
② 末：原无，据文义补。

半分，麝三大豆，细末，不时金银汤调半钱服。

雄黄散

治客忤。雄黄、麝无，牛黄代，等分研。周晬儿服一字，刺雄鸡冠血调灌，早午各一服，量儿大小加减①。

治小儿客忤，口吐青黄白沫，水谷解离，面色变异，喘急腹痛，状似惊痫，旦夕不止。视其口中悬雍左右，若有小肿核，即以竹针刺破之，或以指甲爪破，急取醋炭降真香、皂荚烧熏，又以灶中对锅底焦土、蚯蚓粪，各等分为末，水调涂儿头上及手足心上，即效。

又用新铜镜鼻烧令赤，淬酒中，令儿饮之。如不饮，含灌之，效。

又以白僵蚕七枚为末，酒调服，效。

客忤项强欲死者。用麝香如豆大，细研以乳汁调末儿口中最良。

龙胆丸

治惊变痫。

龙胆　龙齿各三分　牛黄一分

捣罗入麝二钱，蜜丸如黍，不时荆芥汤下五丸。

保生方

治惊。

---

① 大小加减：此4字原无，据《太平圣惠方》卷一百七十七补。

芭蕉汁，时时呷一两口，甚者五升，愈。

治急慢惊风搐搦，日数十发，摇头弄舌。蛇蜕一分，牛黄一钱。水一盏煎蛇蜕五分，去滓，调牛黄，顿服，五岁以上加。

天南星煎

治慢惊风。

天南星剉，水二盏，微火煎至半盏，去滓煎膏　天麻各一两
白附子半两，炮裂

罗入南星，煎丸绿豆大。三五岁薄荷汤下一丸，日量服。

治吐泻或误服冷药，脾虚生风成慢惊。大天南星凡一两者一个，地坑深三寸许，炭火五斤烧通赤，入好酒半盏，后入南星，炭火三条盖定，候微裂出，剉，微炒熟，为细末。服半钱或一字，量儿浓煎姜防风汤，食前调服。

白术麻黄散

治慢惊风将发。

白术炮　干葛各一分　麻黄去节，半两

为末，荆芥汤下半钱。后忌冲风，须汗如水即愈。

斗门方，治未满月儿惊似中风欲死。新汲水，浓䃺①

---

① 䃺（mó磨）：䃺，通"磨"。用磨具磨物使之粉碎。《墨子·亲士》："有五刀，此其错。错者必先䃺。"孙诒让闲话："䃺，礦之假字，今省作磨。"

朱砂涂五心，神效。

治生下便喜惊，亦治客忤。剪父母指甲烧灰，井华水调一麻子大，日三夜一。

慢脾侵肺歌：慢脾多睡重重取，吐泻传脾胃转虚。逆冷四肢多重困，虚涎脾伏盛难除。生气肺脏添邪拥，任唤千声气不舒。莫使目瞑兼项软，十中难保一人苏。

活脾散

羊粪焙，二十一个　丁香一百　胡椒五十粒

末半钱，六年东日照处壁土煎汤调服。

玉诀醒脾散

南星一枚，去皮脐，朱砂入脐，面裹，慢火炮　白术一分，为末，半钱　麝香少许

冬瓜子汤调服，生葱涎丸如粟，蓬砂汤下十丸，后与调味散。

儿身微热，双手捉拳，按胸口撮缩肩，体似活猢狲。因受胎六个月，母见弄猢狲，吸其气生。又风邪相击致之，不速治，死。

经验方，猫粪烧烟熏即解。

治欲发痫极热，生葛汁饮。

生葛根汁　竹沥各一合　牛黄杏仁大

和服半合，量加。

治心热风痫，发歇不定。

天灵盖酥炙　黄连一分

粗散一钱，水一小盏，煎五分，温服量加。

治风痫瘈疭，身汗而头独无。小炷灸顶上旋毛中三壮。讫，白术汤浴之，菖蒲汤亦佳。白术五两，白米泔二升煮三沸，适寒温洗头及身差。

刘氏治风痫惊风。

芭蕉自然汁，时呷一两口，甚者服五升。邵孚仲云，加麝更佳，蒋元明云，风蚰牙颐颊肿痛，汁一碗，煎八分，乘热漱肿处。颐颊肿，牙龈痛，为风牙。颐颊不肿，蚛牙也。

儿惊怖大啼，精神伤动，气脉不定，因惊成痫。猪齿烧灰服半钱，并治蛇咬。蛇黄①水煮服汁。

治中风目眩，羸瘦，惊痫五劳，手足无力。白羊头一枚，蒸极熟，细切，五味汁食，或作鲙，入五辛酱醋。

治中风瘫缓一日内。胆矾研如面，服一字，温醋汤下，吐涎渐轻。

治儿中风，牙关不开。天南星一个，煨熟纸裹角，剪鸡豆大一窍透气鼻孔中，牙关立开。

治中风，狐胆丸。浮萍草，紫背者，七月半采，阴干，雄狐胆，十二月收，阴干。浮萍末、胆汁丸芥子大，服三丸，不时金银薄荷汤服。

---

① 蛇黄：蛇含石之别名。

宝鉴歌：三阳连口颊，风伤口必喝。诸筋风若中，禁急不能开。鸡屎白如大豆三枚，末，水饮之。《圣惠》白酒下大豆许。

又雀屎麻子大，丸之饮下。《圣惠》雄雀屎糊丸，薄荷汤下麻子大三丸。

治中风口噤不省，欲死。

瓜蒂七枚　赤小豆二七粒　全蝎炒，一枚

细散粥饮调一钱服，吐涎效。

蝉壳散

治中风口喝。

蝉壳端午采南枝上者　寒食面等分

细研，酽醋调糊。如患左斜涂右边，右斜涂左边，口正急洗去。

苦荬瓤，水绞汁，和大麦面作饼，炙热熨正即止。

治中风失音不语，舌根强硬。陈酱汁半合，和，少与服。

又秦白皮一升煎汤，澄清，浴差。冷洗赤眼亦效。

竹沥葛根汤

治壮热发疹。

竹沥升二合　生葛汁，五合　牛黄三黑豆许，入汁内

月内儿服半合，四五岁作四服。

儿气急吃乳不得，身温热，鼻塞。此因囟未合，母抱

睡，鼻气冲著囟，故鼻塞。葱涎膏涂囟后，磨镇心丸，气通愈。

贴囟葱涎膏

猪牙皂角　　天南星　　赤小豆

等分为末，葱汁涂囟，次涂鼻孔。

无惜散

治夹惊伤寒。

紫背浮萍一钱　　犀角半钱　　钩藤钩三七个

为末半钱，蜜水调服，连进三服。汗为度，常服佳。治嗽。

紫菀六分　　贝母二分　　款冬花一分

捣散服如豆大，著乳头咽之，日三四。母勿食大咸醋。《圣惠》清粥饮调一字。

贝母散

贝母半两，每个面裹煨，为末一钱，百沸汤点不时服。

丘松年蜜瓜膏

瓜蒌皮，蜜涂，慢火炙，为末，一钱，蜜调成膏，时抹儿口。

杏仁丸

主咳逆上气。杏仁三升熟捣如膏，蜜一升。为三分，先内一分杏仁内，捣令强，更一分捣如膏，又内一分捣熟。先食含咽，日三服，不得过半分寸匕。

泻白散

治肺盛气急喘嗽。

桑白皮炒黄　地骨皮焙，各一两　甘草炒，半两

细末一钱，水中盏，糯米百粒，煎六分，食后温服。

治伤冷气喘涎多，瓜蒌大者一个，开盖。

阿胶一分　沙糖半两

二味入瓜蒌内，盖著白纸封，饭甑蒸两遍倾出，随儿大小，冷服。

圣惠杏仁煎

治咳嗽声不出。

杏仁水一盏，研，滤汁，二两　蜜　酥各一合

铛中重汤煮杏仁汁减半，入酥蜜又煮二十沸，入贝母、紫菀末各一分，甘草末半分，更煎，搅如饧，收瓷器。清粥饮调半钱，日三夜一，量服，止为度。

又用贝母，煨，半两，牛黄一钱，甘草，炙，一分，细罗，温水调半钱，日三四，加减服。

治乍寒乍热。细切柳枝，煮汁浴。若渴，绞冬瓜汁服。

良方解暴热化涎，凉膈清头目，龙胆丸。龙胆草、白矾，枯，各四两，天南星、半夏水浸，切，浆水雪水煮三

五沸，焙，各二两，为末，面糊丸如桐子大，腊茶清下三十丸，食后临卧糊稀如浓浆，和痰壅膈热，头目昏重，服之顿清。岭南瘴毒才觉意思，昏闷，速服便解。咽喉肿痛，口舌生疮，凡上壅热涎诸证悉宜，儿尤良。

纪用经主儿百病，消风凉肌，解热止烦，不生疮疖，除寒热痰嗽，赤目咽痛，血痢，渴躁。长肌肉，利心肺，凉而有补。身体有疥，脓溃赤肿，悉疗，蜀脂饮。

蜀脂黄芪也，炙。生陇西即阳者大，佳，色黄白甘美。生白水者，冷补，惟陇西者最佳，皮赤主消磨肿。出原宁州者亦佳，折之不断若绵为上　甘草四分之上①

末方寸匕，水一升煎三分三服。温凉适性，以岁加减，保子七圣至宝之一。

治心脏风热，昏愦躁闷，不下食，梨汤粥。

梨三枚　粳米一合

水二升，煮梨汁一盏，去滓，投米煮粥，淡竹叶、茵陈亦可煮粥。

儿风热肌瘦，五心烦热，不长肌肉，面黄瘘瘦，夜卧不安，时发虚汗或脏腑泄泻变痢，四顺散。银州柴胡、地骨皮、白桔梗一各三钱，甘草，炙，钱半，焙末一钱加减，水三分煎分半，温服。

陶隐居去烦热惊气，景天叶煎汤浴。

① 之上：此2字疑衍。

治心脏积热烦躁恍惚，牛蒡粥。粳米一合，水一大盏煮粥，临熟投牛蒡根汁一合，搅匀空腹温食。

治心热，口气温或合面睡及上窜咬牙，皆心热也，导赤散。生地、木通、甘草，炙，等分为末三钱，水一盏，竹叶煎五分，食后温服。一无甘草，用黄芩。

半夏丸

治脾热，乳食不下，胸膈多涎。半夏半分，姜汤洗去滑，皂角子仁半两，罗姜汁丸如麻子，不时温水下三丸，更量。

生犀散

治目淡红，心虚热。生犀二钱，地骨皮、赤芍药、柴胡根、干葛各一两，甘草炙，半两，粗末一二钱，水一钟煎七分，食后温服。

胡连丸

治骨热身瘦。胡黄连、干蟾酒浸去骨，炙，各三分，麝一分，罗末，蜜丸如绿豆大，粥饮下五丸，日三四，更量儿。

张氏治骨热体瘦，面痿黄，脐腹时痛，胸膈满闷不食，常服退黄，长肌进食，解虚劳，行滞气，利关节，猪肚丸，庄氏多青蒿。

南木香半两　宣黄连　生地黄　青橘皮　银柴胡　鳖甲童便，炙，各二两细末，猪肚一个，盛药紧系，慢火煮，捣极烂，丸如麻子大，服二三十丸，温米饮下，日二三，食前后皆可。

治骨蒸热，黄瘦虚汗，咳嗽心怯，日久不已。朱砂飞，一两，柴胡二两，细末，獖猪胆汁和湿，入瓷盒炊饭甑上蒸至饭熟出，急丸如小豆，空心临卧，桃仁、乌梅汤冷下十丸。

庄氏治肌热盗汗，不思饮食，柴胡饮。柴胡、青蒿、嫩桃柳枝各阴干，甘草炙，地骨皮，等分细剉，二钱，入乌梅一个，小麦四十九粒，水一盏煎七分，食后临卧温服。

石莲散

治热渴。石莲心炒黄，三十枚，浮萍一分，水一钟，姜少许，煎六分，徐徐服。

胡黄连散

治诸渴及疳渴，解诸热。胡黄连、麦门冬、干葛、玄参、甘草炙、枇杷叶炙，去毛，等分末一钱，水七分，姜一片，煎五分，入蜜三五滴，煎四分，温服。

治疳，双连丹。川黄连、胡黄连各一两，罗末，黄瓜一枚，去瓤留盖，入药末，盖定，面裹慢火烧焦，去面，捣热丸绿豆大，服七至十粒，温水下，量加减。

治黄疸变黑疸。土瓜根捣汁一升，顿服，病从小便出。儿减。

普救散，治心痛。延胡索二两，香附子一两，细末一钱，白汤点服。

《婴孺》[①] 治腹痛夭纠，不能哺乳，茯苓丸。茯苓、黄连各一两，末蜜丸如大豆，饮下，量与。

《肘后》儿腹暴病满欲死。半夏筛酒，和服黍米五丸，日三。

《卫生》[②] 赚气丸，疗腹胀气急。萝卜子半两，巴豆肉破，同炒黑，木香一分，细末蒸饼心丸如绿豆，橘汤下五丸。

治胃虚，去风醒脾。冬瓜子二十一粒，天南星一钱，末蒸饼，心丸绿豆大，五七至十丸，温浆水下。

治气癖，三棱汁。作羹粥，以米面为之，与乳母食。儿每日服一枣大，作粥。十岁内及新生，无问痫热、无辜、疮癖，皆理。

治痞满。三白草绞汁服，令吐逆除胸膈热，亦主疟，儿痞满。按：此草初不白，入夏叶端半白如粉，农人候之莳田，三叶草白便秀。

安神道气，消酒食，益脾胃，老小皆宜。

青皮一斤，浸三日，日三换，味出去瓤，切　　上白盐花再淋，煎西雪白，五两　甘草炙，六两　新舶上茴香四两

甜水一斗，锅熬，不住搅，勿著底，置密器。水尽，

① 婴孺：即《婴孺方》，已佚，宋以前医著。
② 卫生：即《小儿卫生总微论》，又名《保幼大全》。

慢火炒，勿焦，收青皮。伤生冷果菜类，嚼数片，常服一两片，尤宜老人。

治风疳，顺气，进饮食，芦会丸。芦会一钱，皂角小磨，草龙胆一两，焙，罗不蚰皂角三挺二升，挼汁滤滓，银器慢火熬膏，入药丸如绿豆。服三五丸，薄荷汤服一字，竹叶汤亦得。忌毒物。

治惊风疳。麝半字，辰砂一字，真阿魏半钱，末汤丸如麻子，服三五丸，金银薄荷汤下，须臾吐泻妙。

治无辜疳，肚胀或泻痢冷热不调，漏芦散。漏芦末一钱，猪肝一两，盐少许，煮熟，空心顿服，粥饮下，一有楮根白皮丸服，又鸡肝不服。

治一切疳，久服令儿肥壮无疾，千金丸。川楝子肉、芎，等分猪胆汁和，杵丸如麻子大，量儿饮吞，日日常服三五丸。张氏用朱砂、青黛、白定粉、光墨、蜜陀僧，名五色丸，非时米饮下。治疳热，下虫，用腊月干猪胆膏丸。如干，汤化，肉汤下。疳虫如发，稍迟便化。

杀疳令肥，保真丸。大蝙蝠一个，罐内煅存性，入麝少许，粳米饭丸如黍，汤下三丸。

毛世显疳药

牛胆酿，五灵脂研，再用胆汁丸，米饮下五七丸。

肺疳，儿吃热食及病奶，伤心肺，便喘嗽。医不辨冷热，以药攻之，变成黄肿，渐觉昏沉，杏仁散。

杏仁二七个　甘草　款冬花各二钱　麝　胡黄连各一钱

半夏汤洗七次，半两

末一字，枣汤调下，日二。

丁左藏治疳定命散。白矾、绿矾，等分，研，一钱。大麦面五钱，姜葱一寸，研烂。面和饼裹药，文武火烧存性，地坑出火毒一宿，研入铅霜二钱，一剜耳许，揩牙上一二遍。

治鼻口疳蚀生疮，黄瘦不食。石胆①、芦会等分。散掺蚀处，肉化脓，频掺即生肉，亦不别损。

治眼疳。羖羊肝一具，决明子一两，罗决明掺肝内，米泔两碗，煮汁尽，不时食前后任意食。

《水鉴》三岁儿睡卧，合面地是脑疳。

黄葵花、菊花、釜下墨、消石、柏叶，等分散吹鼻中，永不合面卧。鼻有恶物似泥，泄数条，此杀人之本。

治疳瘦，久服消食和气，长肌，橘连丸。陈橘皮一两，黄连半两，米泔浸一日，为末，研入麝半钱，猪胆七个，分药入浆水煮，临熟针微扎破，粟米粥丸绿豆大，米饮下二三十丸。

胡黄连散

治疳渴黄瘦，壮热不乳。

胡黄连　旱莲子　龙胆　青黛　乌梅肉微炒　知母各半两　牛黄一分

---

① 石胆：胆矾之别名。

捣罗，枣瓤丸如绿豆，甘草汤下五丸，日三，意裁。

胡黄连丸

治疳热、渴、干瘦。胡黄连、犀角各一分，麝半钱，羊子肝一具，研取汁，蜜半合，末和汁蜜等，竹叶汤调药汁一匙，加减。

吉氏治疳泻不食，腹胀，芦会丸。丁香、肉豆蔻、木香各半两，面裹慢火煨熟，入芦会一两，史君子半两。末，稀糊丸如黍，米饮下一二十丸。

杨大邺歌：疳痢形容瘦似柴，或然如乳吐虫蛔。沉沉无力多饶睡，叫哭连声目不开。丁香碎与生犀末，调治三焦恐可回。

《宫气》解疳热、疳痢，杀虫，水研青黛服。

《外台》疗疳痢，晓夜无度。樗根浓汁、粟米泔各一鸡子壳许，灌，亦可作丸。

又煮益母草食，《心鉴》叶煮粥食，治疳痢痔疾。

《图经》地榆煮汁如饴服。

孟诜樗白皮一握，仓米五十粒，葱白一握，炙甘草一寸，豉二合，水一升煮半升，顿服，意快。叶亦可。

芜荑丸

治疳痢。羊子肝一枚，切片，芜荑末半两，掺肝肉，线缠米泔煮熟，糯米饭丸如麻子，粥饮下五丸，早晚各一服，量与。

治疳痢，腹痛不止，胡黄连丸。胡黄连半两，没药、木香各一分，罗末糯米饭丸如绿豆，粥饮下五丸，日三四，意裁。

治疳气肿满。陈米半两，巴豆二十一粒，炒焦，木香二钱，陈橘皮、樟柳根焙，各一分，萝卜子轻炒，分半。末，半钱，赤小豆汤温调下。

藿香散

治霍乱吐泻。藿香、香薷各一分，白茯苓，研半钱，姜汤下，如人行五里，再进三服。

疗热霍乱，诸药不差。藿叶二两，糯米三合，水三升，先煮取一升，入蜜少许和服，桑姜白米为米饮，亦效。

治脾胃虚寒吐泻等及冷痰。齐州半夏七两，泡七次，焙，陈米，咬咀三钱，水盏半，姜十片，煎八分，食前温热服。

三和散

治吐利津液燥少。

白茯苓一两，乌梅肉炒干，干木瓜，等分，细末一钱，水小盏煎五分，温时时服。

治呕吐心烦热，芦根粥。生芦根二两，粟米一合，水二大盏，煎半去滓，投米作粥，姜蜜少许食。

睡惊丸

治热化痰，镇心神，治惊悸吐逆。

半夏姜制，乳香、犀角，等分末，姜汁糊丸如绿豆，薄荷临卧服七至十粒。

王氏消奶毒，令儿吃乳无毒，有毒亦解。升麻半两，大麻子破，一两①，酒浸，辰与奶子吃一钱，临乳捏去些。

刘氏儿水泻下注。黄连、石莲，等分末，半钱。水泻，新汲水调；白泻，粟米饮下。

治赤白痢不止，三骨散。狗骨、羊骨、鹿骨，等分，烧末，粥饮调半钱，不时更量。

治赤白痢，骨立。地榆一斤，水三升，煮升半，去滓，煎如饧，空腹服。

疗下鲜血。栀子灰一钱，水和服，量加。

治血痢腹疠痛。益母草半两，水一钟，煎五分，不时温服。

治三岁患痢，初脓少血多，四日脓多血少，朱子丸。生地黄汁五合，羊肾脂一合，暖三分服。

治中结肠团断冷滞，下赤白青色如鱼脑，脱肛腹痛。侧柏、麻子末各一升，水五升，煮三沸，百日服三合。

《图经》侧柏叶焙，川黄连，等分，煎汁服。治男女小儿大腹，下黑血茶脚色，或脓血如淀，又杀五脏蛊。

治吐衄血。白茅花一钱，水一盏，煎六分温服。

又新棉烧灰一钱，入少麝，温酒调，米饮亦可。

---

① 两：《证治准绳·幼科》作"合"。

解肌丸

治外搏风邪，内挟痰饮，寒热往来，烦渴颊赤，心忪减食，热在上焦，咳嗽有血。

防风、地骨皮等分末，烧沙糖丸，食后紫苏汤服一丸。

《水鉴》儿遗血，呼胎风，人多不识，上厕犯之。三岁上，解后有鲜血并服。梨一颗去心，入琥珀少许，并蜜面裹泥裹，煅一伏时，去皮研，水调服。

治尿血。苦楝子一两，郁金二枚，一炮，一生，细罗，葱汤调半钱，意裁。

治尿血。葵子、车前叶、甘草炙赤、朴硝各一分，粗罗一钱，水小盏煎五分，温服。

又牛蒡根捣绞汁，入蜜服半合，日三四量服。

吉氏地黄散

绿豆粉、滑石各一两，甘草炙，半两。儿心脾肝积热如大人，脾受病传肾，有三阴三阳脉，儿八岁下只有三阳脉，故心脾肝受病不传肾，传小肠。小肠风热极，故尿血。新汲水服二钱，忌热食酸咸。

桃叶汤

治大肠不通，脐腹妨闷。

桃叶一握　木通二两　灯心五大束　川朴硝一两　葱白七茎

剉，醋浆水二大碗，煎十余沸。去滓，倾盆中，稍温坐儿盆内。帕裹滓熨脐下，冷即出之，后吃地黄稀粥半盏。

走马煎

治大便不通，连腰满闷，气急困重。羊胆一枚，蜜一合，盐花半两，煎如饴，捻如筋，长一寸，内下部。

治小便不通。茯苓、通草、冬葵子、车前子，等分，水四合，药半两，煎合半，作二服，忌油。

又车前草、小麦各一升，水二升煮升二合，去滓，煮粥服，日三四。

儿尿作白米泔状，未必皆泔，乃膈热。

越桃一枚，即山栀，一枚，灯心二十茎，煎汤细呷，即尿清。

《外台》疗石淋。榆皮、瞿麦各六分，切，水一升，煮半升，分温服。

又桃胶半两，汤一盏化，去滓，分频服。

治小便赤涩。生地黄汁二合，牛蒡叶汁、蜜各一合，和服一合，滑石细末半钱，更量。

蒲黄散，治膀胱热甚，血淋，茎中涩痛。蒲黄、冬葵子、生地黄各半两，罗末一钱，水大盏，煎六分，温服，意裁。

治肠风下血，或成痔，乌金散。槐花银石器炒紫色，一两，荆芥穗半两，枳壳面炒，二钱，细罗一钱，米饮调，儿半钱。

治虫咬，心痛欲绝。五灵脂二钱，白矾枯，半钱，研一二钱，水一盏，煎五分，不时温服，吐虫。

治儿忽不省人事，叫唤，身向上踊，《素问》谓虫厥，盖胃寒则虫聚抢心。

麝、木香各一钱，末，分两服，暖酒下一服，定再服，醒。麝安虫去秽，木香温胃。

《宝鉴》儿未三岁食鸡肉，变虫咬心痛。

治蛔渴，杏仁丸。杏仁、腻粉各一分，末，唾丸，空心米饮、茶任下二丸。

麝香散

治蛔咬心或吐清水。麝一钱，萆薢、苦楝根各一两，细罗，獖猪胆三枚，汁和，曝研末，芜荑汤调半钱，意裁。

《肘后》徐王方，儿腹痛大汗，名寒疝。治疝。车前子根苗，干末，红扑儿酒下一钱。

牛蒡膏

治阴肿。生牛蒡汁二大盏，煎膏，赤小豆半两，桂一分，和膏涂。

《金匮》救卒死吐利，不知何病。马粪一丸，绞汁灌。无湿者，水煮干者取汁。

又捣韭汁灌鼻中，剧者灌两耳，仲景灌口。

三〇四

黄矾散

治聤耳脓出。黄矾半两，乌贼鱼骨、黄连各一分，罗，绵裹枣核大塞耳中，日三易。

治蚰蜒入耳。炒胡麻捣，葛袋盛，倾耳枕之。又牛酪灌满耳，即出，当半消。若入腹中，空心食酪一二升，即化黄水。不尽更服，又牛乳和面烧饼，乘热，生驴乳亦得。

治百虫入耳。蜀椒一撮，以半升酢调灌耳中，行二十步出。

细辛膏治鼻塞。细辛、通草各一分，辛夷仁分半，杏仁二分，羊髓猪脂各三合，缓火煎膏绞滓，取米粒许频纳鼻中。

菊花散

治鼻塞多涕。甘菊、防风、前胡各一两，细辛、桂心各半两，甘草一分，罗半钱，乳香少许，荆芥汤调乳后服。

治齆鼻有息肉，不闻香臭。瓜蒂、细辛各半两，散絮裹豆大塞鼻，须臾通。

百益饼

治小儿寒热惊风，食积，吐泻，肚胀，头疼，痰嗽，痢疾。

滑石一两，水飞　寒石面一两　巴豆五十粒　大半夏二十

粒，姜治

上为细末，醋糊为丸如绿豆大。一岁二岁者二丸，三四岁者三丸，五六岁者四丸，渐姜汤下。

治口疮。桑白汁、生地黄汁、赤蜜各半合和，细傅。

治口疮不得饮乳。饮羊乳佳，食疗含殺羊生乳。

治积年口疮，蔷薇膏。蔷薇根一升，水七升，煮三升，去滓，含久即吐，少咽亦佳。

治燕口重舌热疮。柘树根水煎浓汁，去滓，更煎，日三四涂。

治冬月唇干折血。捣桃仁、猪脂和傅。

治唇疮久不差。八月蓝叶十斤，绞汁洗三日差。

《外台》疗唇肿口白疮。桑木白皮汁涂。

诸病无急于咽喉，死人最急治之。

白矾、白僵蚕等分末，生姜水调一钱，两服愈。如牙关禁，用去皮巴豆七粒，擦油在四指大方纸上，红箸斜卷，去箸，男左女右，簪鼻中一半，点火，即时烟透喉中，牙关随开，白矾少许吹喉中，压下热涎即安。

夺命散

治喉痹。朴硝、白矾、天南星，等分末半钱，水一盏煎二分，大人加至三钱。

治月内儿发丹。青蓝汁五合，竹沥七合，和，量服。

婴孺丹发，卒暴者不治。治丹极验，无如水中药。水藻烂捣，厚傅三分，干即易。

《养生①》土虺②丹发，两手指作红丝，渐行至关节便杀人，并治恶疮虫咬。

大赤足蜈蚣二条，白矾、胆矾各一钱，麝，细末一剜耳许，针拨破疮口，安药，醋面糊纸贴，日一换，脓血尽好肉生，贴膏药。

浴枣根汤，治五色丹。枣根四两，丹参三两，菊花两半，细剉二两，水五升煎三升，避风浴。

婴孺丹发，从背或走两足，赤如火。景天草十两，真珠一分，杵为泥封。

丹发，腹下至卵者不治。麻黄炒，升麻各二分，硝石四分，末，井华水服方寸匕，日三。一加大黄半分。

巢氏丹发从背起，遍身如细缬，名茱萸火丹，一宿成疮。赤小豆末，粉末。成疮者，鸡子白调傅。

大雷丹，从头项起。阴干葱末，拌脂涂。又灶下土，鸡子白调涂。

丹从腹背遍身起。桦皮白末，和生油调涂。又赤石脂，羊脂调涂。又虎脂二两，黄丹一两，研膏涂。

丹发如灼，在胁下正赤，初从额起而长上痛，是萤火丹□□③从耳起。赤小豆一合，硝石半两，寒水石一分。细罗，冷水调十钱，日三，量服。

---

① 养生：即《古今录验养生必用方》，又名《养生必用方》《必用方》《养生必用》《初虞世方》。宋·虞世撰，《宋史·艺文志》著录。

② 土虺（huǐ 毁）：毒蛇。

③ □□：原文漫漶。《幼幼新书》卷第三十五作"《颅囟经》乃云"。

灶火丹，由儿未满百日，犯行路灶君，丹从髀间起。伏龙肝末，鸡子白和傅，日三。

丹发膝上，从两股起及脐间，走入阴头，名尿灶火丹，从踝起。亦用屋角茅，鸡子白调涂。

千金水二升，桑根二升，煮汁浴。又李根皮，田中流水和傅。三根汤，桑白皮根、李子根，等分细剉，三匙，水两碗煎一碗，避风淋患处。

治赤游肿，或如丹，烦渴，浑身赤溜壮热。绿豆粉、铅白霜，细研，芸薹汁调涂。

取铅霜法：将铅石上打薄，掘地坑，可铅片大，以杵捣坑实满，坑著醋铅盖。经宿，取霜如珠。如烦渴，服解热饮子。

麦门冬、小芦根、竹叶、干葛、木漏芦、犀角，等分，半两，水四合煎一合，不时徐服。

治走马胎赤肿，入心腹不救。生槐叶一握，生井蒌①去皮，二味烂研，赤小豆各半分，和涂患处。

治瘰疬不消，麝香散。麝一分，鸽粪一合，炒。细研，温酒调半钱，日二，量服。

治瘰疬，结硬内消。腻粉半两，鸡子白三枚调，文武火炒，急搅著铫，色赤焦，入朱砂半两，研如面。粥饮调半钱，五更服，腹痛便泻下如枣核。未差，隔日再服。

---

① 井蒌：瓜蒌之别名。

治瘰疬结块疼痛，肿穿溃，脓水不绝。薄荷阴干，碗大，皂荚十挺，长尺二，不蛀者，去黑皮，酥炙焦，碎酒一斗，浸三宿，曝，更浸三宿，酒尽为度。焙罗，烧饭丸如梧桐子，食前黄芪汤下二十丸，儿减。

蓬莪茂散消项气，磨宿滞积气。罗猪靥一枚，针穿麻油灯焰烧熟，破开，入药末一字，含咽津。忌油盐鸡鱼。日三，稍退，徐服，半月除根。

治鱼骨鲠。鸬鹚屎，服方寸匕。又橘皮汤沙糖鱼网灰一覆首，虎狼屎灰，猪膏和鸡子，可选吞。

治食中吞发绕喉。乱发灰，酒调一钱。

治蛇蝎螫。小蒜汁服，滓傅。又葵汁服。

《圣惠》白矾、甘草等分，罗。如蛇咬，心神烦躁，眼前暗黑，新汲水调半钱。如肿赤，白矾、盐浆水、莴苣根等分，煎三五沸淋洗，肿消。如未及，合药用耳塞入咬处，酽醋滴少许。

治蝎毒，蝎雄者咬痛只一处，雌者痛牵诸处。雄者，井底泥涂。雌者，屋瓦沟下泥傅。若值无两，用新汲水屋上淋下，取泥。齿中残食、猪脂、射罔、硇砂水和，并可傅。若著手足，冷水渍，水微暖则易。余处冷水浸故帛揾生乌头末，津和傅。

治狂犬咬。生姜汁、韭，任傅《外台》治已差复发。《千金翼》葛根末，或饮其汁，或葛灰水，服方寸匕。

治吞钱。艾蒿五两，水五升煮一升，顿服。木炭末，酒服方寸匕，服蜜二升。

治吞金银钗环指彄①。白糖渐食，多益佳。雁毛、鹅毛灰饮服。

治误吞钱物在喉，南竹根，灰汤调下；若齿，骨灰磨刀水调服一钱。

玉错散

治一切骨鲠或竹木签刺喉中。蓖麻仁一两研膏，旋入寒水石末，干成散，取一捻致舌根深处，冷水咽，鲠物自不见。

治鲠若吞钱。半夏二分，白敛一分，末，酒姜汁服方寸匕。

治误吞钱，神应丸。朱砂三钱，大半夏三枚，浆水煮，石脑油和上二味得所，稠稀研丸如豌豆大，空心食前酒吞三丸，日三，物随大便下。

补遗门

治喉生乳鹅。用薄绵纸卷，中间约径二分，两头直通，长一尺。其头攒香油点火吹灭，含于好人口中，使火烟充入喉内。如此用卷七个，烧含七次，其疮成脓者即溃，未成脓者即消，其效如神。

牙痛方

槐子、黑豆等分，煎六分漱口。

---

① 彄（kōu 抠）：指环类。

春归榆景

川五倍，用全体透明者，劈破，去蛀灰，敲碎，粒粒如米大小者，筛出另炒。

炒五倍法：用洁净不曾沾油小铜锅一个，用砖四块砌风炉，以锅置火上，入水滚沸，去水待热。量用倍二两入锅，炒至白烟浓暖，略转青烟则倍已黑，软如青饭一团，此便是火候足时。先时用青布方尺水洗，扭干摊地上，将前药趁热倾布上扭成团，脚踏成饼。候冷，取出置地上去火气，量用。其饼劈开褐色者佳，墨黑色则无用矣。量发须多寡用。

制红铜花法：用铜花不用铜末，磋下铜末无效，敲成片，入猛火中烧透红，淬米醋中，其花自落。百烧百淬，其花积多，其醋渐干，却用绵纸摊热灰上，以醋倾纸上渗干。取铜花，干，研细，量用。

硇砂透明洁白者佳，不必药制，入新瓷罐。明矾透明洁白者佳，不必枯，研为末。白及切片，炒令黄色，研为末，此味只用以调和诸药，便粘酽着须发，无益于黑。

以上五味俱为细末，愈细愈佳。以下三味煎汤，用绝好细茶，粗片无效。

榴皮，酸榴皮尤佳，须阴干，黄色腐黑者不可用。诃子去核用皮。

和药方：每五倍末一两，铜花三钱，硇五分，矾末七分，及末四分，分数明白，和入药研，研极细。倍黑则无力，铜多则须发黄，矾多则不黑，硇多则烂肉，及多则损须发，分毫增减不得，硇冷则不伤皮肉。

煎汤法：每茶一两，榴皮三钱，诃皮五分，泉水二大碗，文武火煎至半碗，黑黄色为佳。若以茶四两，榴皮一两二钱，诃皮二钱，水十瓯煎至二瓯，去渣，入铅罐内听用。愈久愈好，则澄彻如墨水矣。

顿药法：以铅瓯一支，调和药物量入，茶卤以不稠不稀为度，用绵纸封瓯入汤锅中，顿令纸湿而将干，开看药面生青冰，四边水气尽收作沙糖香即取起，候温用。

染须发法：先将须发用温汤肥皂洗极净，揩干。复用温汤洗，去肥皂余气，揩极干，皮肉不润。然后将药用掠子细细搽上，务令无处不到。候其尽干，夜分后略略爬动自落，落后温汤肥皂洗净。若根下皮肉有黑色，用绵蘸油擦之更净，净则复洗。干后少用核桃油润之，柔且佳。

接骨方

遇骨断碎时，急将鸡一只约重一斤者，去其嘴并爪，量以五加皮和之，置于捣臼内，连骨捣烂，面封患处，须记得今日此时封，明日此时即取下，不然则骨长旧日也。七日之内仍以五加皮浸酒服，封前药，尤宜此酒醉服。此方神妙，不可广传别人。

书《众妙仙方》后

余在均阳侍直指徐公坐。直指自云两臂麻木，恐成风证，余劝之服活络丹。直指曰：服是丹者病虽暂愈，终有大害，为内有白花蛇、乌梢蛇二物损其经络也。曾见数人服此者，颇妨于寿。余因忆《唐国史补》称李舟之弟患，或说蛇酒可疗，乃求乌蛇生覆瓮中，加之曲蘗，数日蛇声不绝。及熟，香气酷烈，引满而饮。须臾悉化为水，惟毛发独存。大抵戕物命以求生，非仁者所安，故轩辕用药止尝百草，未及于物。陶隐居亦以注本草多用，虫鱼不得即列仙蘺。苟病非至亟恶，用伤生以全生，况未必全耶。书此为戒。

万历丙申中和节赐进士第中大夫湖广布政使司
右参政吴郡冯时可撰

总 书 目

医　　经

内经博议

内经提要

内经精要

医经津渡

素灵微蕴

难经直解

内经评文灵枢

内经评文素问

内经素问校证

灵素节要浅注

素问灵枢类纂约注

清儒《内经》校记五种

勿听子俗解八十一难经

黄帝内经素问详注直讲全集

基础理论

运气商

运气易览

医学寻源

医学阶梯

医学辨正

病机纂要

脏腑性鉴

校注病机赋

内经运气病释

松菊堂医学溯源

脏腑证治图说人镜经

脏腑图书症治要言合璧

伤寒金匮

伤寒考

伤寒大白

伤寒分经

伤寒正宗

伤寒寻源

伤寒折衷

伤寒经注

伤寒指归

伤寒指掌

伤寒选录

伤寒绪论

伤寒源流

伤寒撮要

伤寒缵论

医宗承启

桑韩笔语

伤寒正医录

伤寒全生集

伤寒论证辨

伤寒论纲目

伤寒论直解

I

伤寒论类方

伤寒论特解

伤寒论集注（徐赤）

伤寒论集注（熊寿试）

伤寒微旨论

伤寒溯源集

订正医圣全集

伤寒启蒙集稿

伤寒尚论辨似

伤寒兼证析义

张卿子伤寒论

金匮要略正义

金匮要略直解

高注金匮要略

伤寒论大方图解

伤寒论辨证广注

伤寒活人指掌图

张仲景金匮要略

伤寒六书纂要辨疑

伤寒六经辨证治法

伤寒类书活人总括

张仲景伤寒原文点精

伤寒活人指掌补注辨疑

诊　法

脉微

玉函经

外诊法

舌鉴辨正

医学辑要

脉义简摩

脉诀汇辨

脉学辑要

脉经直指

脉理正义

脉理存真

脉理宗经

脉镜须知

察病指南

崔真人脉诀

四诊脉鉴大全

删注脉诀规正

图注脉诀辨真

脉诀刊误集解

重订诊家直诀

人元脉影归指图说

脉诀指掌病式图说

脉学注释汇参证治

针灸推拿

针灸节要

针灸全生

针灸逢源

备急灸法

神灸经纶

传悟灵济录

小儿推拿广意

小儿推拿秘诀

太乙神针心法

杨敬斋针灸全书

本　草

药征

药鉴

药镜

本草汇

本草便

法古录

食品集

上医本草

山居本草

长沙药解

本经经释

本经疏证

本草分经

本草正义

本草汇笺

本草汇纂

本草发明

本草发挥

本草约言

本草求原

本草明览

本草详节

本草洞诠

本草真诠

本草通玄

本草集要

本草辑要

本草纂要

识病捷法

药性提要

药征续编

药性纂要

药品化义

药理近考

食物本草

食鉴本草

炮炙全书

分类草药性

本经序疏要

本经续疏证

本草经解要

青囊药性赋

分部本草妙用

本草二十四品

本草经疏辑要

本草乘雅半偈

生草药性备要

芷园臆草题药

类经证治本草

神农本草经赞

神农本经会通

神农本经校注

药性分类主治

艺林汇考饮食篇

本草纲目易知录

汤液本草经雅正

新刊药性要略大全

III

淑景堂改订注释寒热温平药性赋

方　书

医便

卫生编

袖珍方

仁术便览

古方汇精

圣济总录

众妙仙方

李氏医鉴

医方丛话

医方约说

医方便览

乾坤生意

悬袖便方

救急易方

程氏释方

集古良方

摄生总论

摄生秘剖

辨症良方

活人心法（朱权）

卫生家宝方

见心斋药录

寿世简便集

医方大成论

医方考绳愆

鸡峰普济方

饲鹤亭集方

临症经验方

思济堂方书

济世碎金方

揣摩有得集

亟斋急应奇方

乾坤生意秘韫

简易普济良方

内外验方秘传

名方类证医书大全

新编南北经验医方大成

临证综合

医级

医悟

丹台玉案

玉机辨症

古今医诗

本草权度

弄丸心法

医林绳墨

医学碎金

医学粹精

医宗备要

医宗宝镜

医宗撮精

医经小学

医垒元戎

证治要义

松厓医径

扁鹊心书

素仙简要

慎斋遗书

折肱漫录

济众新编

丹溪心法附余

方氏脉症正宗

世医通变要法

医林绳墨大全

医林纂要探源

普济内外全书

医方一盘珠全集

医林口谱六治秘书

温　病

伤暑论

温证指归

瘟疫发源

医寄伏阴论

温热论笺正

温热病指南集

寒瘟条辨摘要

内　科

医镜

内科摘录

证因通考

解围元薮

燥气总论

医法征验录

医略十三篇

琅嬛青囊要

医林类证集要

林氏活人录汇编

罗太无口授三法

芷园素社痎疟论疏

女　科

广生编

仁寿镜

树蕙编

女科指掌

女科撮要

广嗣全诀

广嗣要语

广嗣须知

孕育玄机

妇科玉尺

妇科百辨

妇科良方

妇科备考

妇科宝案

妇科指归

求嗣指源

坤元是保

坤中之要

祈嗣真诠

种子心法

济阴近编

济阴宝筏

秘传女科

秘珍济阴

黄氏女科

女科万金方

彤园妇人科

女科百效全书

叶氏女科证治

妇科秘兰全书

宋氏女科撮要

茅氏女科秘方

节斋公胎产医案

秘传内府经验女科

儿　科

婴儿论

幼科折衷

幼科指归

全幼心鉴

保婴全方

保婴撮要

活幼口议

活幼心书

小儿病源方论

幼科医学指南

痘疹活幼心法

新刻幼科百效全书

补要袖珍小儿方论

儿科推拿摘要辨症指南

外　科

大河外科

外科真诠

枕藏外科

外科明隐集

外科集验方

外证医案汇编

外科百效全书

外科活人定本

外科秘授著要

疮疡经验全书

外科心法真验指掌

片石居疡科治法辑要

伤　科

正骨范

接骨全书

跌打大全

全身骨图考正

伤科方书六种

眼　科

目经大成

目科捷径

眼科启明

眼科要旨

眼科阐微

眼科集成

眼科纂要

银海指南

明目神验方

银海精微补

医理折衷目科

证治准绳眼科

鸿飞集论眼科

眼科开光易简秘本

眼科正宗原机启微

咽喉口齿

咽喉论

咽喉秘集

喉科心法

喉科杓指

喉科枕秘

喉科秘钥

咽喉经验秘传

养　生

易筋经

山居四要

寿世新编

厚生训纂

修龄要指

香奁润色

养生四要

养生类纂

神仙服饵

尊生要旨

黄庭内景五脏六腑补泻图

医案医话医论

纪恩录

胃气论

北行日记

李翁医记

两都医案

医案梦记

医源经旨

沈氏医案

易氏医按

高氏医案

温氏医案

鲁峰医案

赖氏脉案

瞻山医案

旧德堂医案

医论三十篇

医学穷源集

吴门治验录

沈芊绿医案

诊余举隅录

得心集医案

程原仲医案

心太平轩医案

东皋草堂医案

冰壑老人医案

芷园臆草存案

陆氏三世医验

罗谦甫治验案

临证医案笔记

丁授堂先生医案

张梦庐先生医案

养性轩临证医案　　　　　　医学集成（傅滋）

养新堂医论读本　　　　　　医学辩害

祝茹穹先生医印　　　　　　医经允中

谦益斋外科医案　　　　　　医钞类编

太医局诸科程文格　　　　　证治合参

古今医家经论汇编　　　　　宝命真诠

莲斋医意立斋案疏　　　　　活人心法（刘以仁）

　　　　　　　　　　　　　家藏蒙筌
医　　史
　　　　　　　　　　　　　心印绀珠经
医学读书志
　　　　　　　　　　　　　雪潭居医约
医学读书附志
　　　　　　　　　　　　　嵩厓尊生书

综　　合
　　　　　　　　　　　　　医书汇参辑成

元汇医镜　　　　　　　　　罗氏会约医镜

平法寓言　　　　　　　　　罗浩医书二种

寿芝医略　　　　　　　　　景岳全书发挥

杏苑生春　　　　　　　　　寿身小补家藏

医林正印　　　　　　　　　胡文焕医书三种

医法青篇　　　　　　　　　铁如意轩医书四种

医学五则　　　　　　　　　脉药联珠药性食物考

医学汇函　　　　　　　　　汉阳叶氏丛刻医集二种

医学集成（刘仕廉）